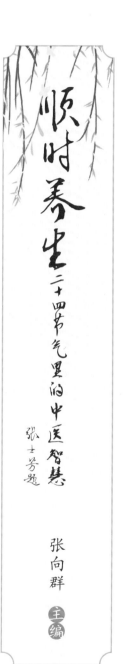

顺时养生

二十四节气里的中医智慧

张士芳题

张向群 主编

x

U0302184

科学技术文献出版社
SCIENTIFIC AND TECHNICAL DOCUMENTATION PRESS

·北京·

图书在版编目（CIP）数据

顺时养生：二十四节气里的中医智慧 / 张向群主编 . —北京：科学技术
文献出版社，2022.1（2022.4 重印）

ISBN 978-7-5189-8443-5

Ⅰ . ①顺…　Ⅱ . ①张…　Ⅲ . ①二十四节气—关系—养生（中医）
Ⅳ . ① R212

中国版本图书馆 CIP 数据核字（2021）第 200767 号

顺时养生：二十四节气里的中医智慧

策划编辑：王黛君　责任编辑：王黛君　张一诺　责任校对：文　浩　责任出版：张志平

出　版　者	科学技术文献出版社
地　　　址	北京市复兴路15号　邮编　100038
编　务　部	（010）58882938，58882087（传真）
发　行　部	（010）58882905，58882868
邮　购　部	（010）58882873
官方网址	www.stdp.com.cn
发　行　者	科学技术文献出版社发行　全国各地新华书店经销
印　刷　者	北京地大彩印有限公司
版　　　次	2022 年 1 月第 1 版　2022 年 4 月第 3 次印刷
开　　　本	880 × 1230　1/32
字　　　数	278千
印　　　张	12.75
书　　　号	ISBN 978-7-5189-8443-5
定　　　价	69.80元

编委会

主　　编：张向群

副主编：张　昶　简　山

编　　委：（按姓氏拼音排序）

钞建峰　龚晓娟　郭旸　刘桦

马瑞　王婧　熊会海　徐耀

张运涛　赵楠　钟学文

前言

　　二十四节气是上古先民顺应自然，认识气候和物候等的变化规律而逐渐形成的知识体系，是中国农历的重要组成部分。在国际气象界，二十四节气被誉为中国的第五大发明。2006 年 5 月，二十四节气被正式列入联合国教科文组织人类非物质文化遗产代表作名录。

　　中医养生学是具有中国特色的生命科学——中医药学中重要的组成部分。中医学强调"整体观念"和"天人合一"，认为人与自然是不可分割的整体，宜"顺时养生"，即养生应顺应自然四时的变化规律，调饮食，慎起居，适寒温，和喜怒，达到健身养神、益寿延年的目的。

　　本书正是在借鉴前人智慧的基础上编撰而成，全面渗透顺时养生的学术思想，重点介绍二十四节气的中医养生理论和方法。

　　《顺时养生：二十四节气里的中医智慧》详细介绍了节气的来源、物候的变化、自然界与人的关系，系统阐释了二十四节气与健康的关系，揭示了二十四节气养生的奥秘。从精神、起居、饮食、运动等多维度，秉承"顺应自然"的理念，调神、调心、调身，促进身心的协调发展。每个章节都附有小贴士，如"如何取穴""何为五禽戏"等，提升了阅读本书的趣味，丰富了读者的知识量。在每个节气之后，还列举了本节气的养生要点，言简意赅，突出重点，具有较高的指导价值。总之，本书将中医养生与二十四节气相结合，将有效指导广大人民群众随二十四节气变化而及时调整生活方式，调节情志心绪，调养身体健康。

在本书即将出版发行之际，感谢中国航天科工集团予以图书出版基金项目立项支持。感谢简山工作室杨冰老师为本书手绘供图，精美的二十四节气插图和养生功法图使本书图文并茂，提升了趣味性和艺术性。感谢北京市名老中医张士芳先生为本书给予的指导并题写书名。感谢首都国医名师宋乃光教授为本书给予的指导并抬爱作序。感谢科学技术文献出版社老师的鼎力帮助。最后，衷心感谢本书全体编委在编写过程中的辛苦付出和不懈努力。

由于编者水平所限，本书疏漏不妥之处，敬请斧正。

推荐序

　　中医学是我国劳动人民几千年来与疾病作斗争的结晶，也凝聚着中华民族几千年的健康养生理念，是中国古代科学的瑰宝。中医学强调"整体观念"和"天人合一"，十分重视人与自然环境的关系，从《黄帝内经》时代的"人与天地相应"开始，对于季节、昼夜、地理环境对人体的影响做了很多论述，影响并指导着中医的临床诊治。

　　中医学认为，四时节气变化是疾病发生的重要因素，认为人若不适应四时节气变化就很容易感受六淫病邪，继而发生一系列疾病。"逆春气则易伤肝，逆夏气则易伤心，逆秋气则易伤肺，逆冬气则易伤肾。"

　　古人说，顺应四时养生方能健康长寿。日月运行，天地变化，气机流动，阴阳变化。"春三月，此谓发陈，天地俱生，万物以荣……夏三月，此谓蕃秀，天地气交，万物华实……秋三月，此谓容平，天气以急，地气以明……冬三月，此谓闭藏，水冰地坼，无扰乎阳。"养生就要懂得顺应四季规律，春生、夏长、秋收、冬藏，提前掌握阴阳变化的规律，积极主动地预防，才是科学的做法。反之，亦必然受天地影响而生病。所以善养生者，当察天观地，与四时同步以养其正气。若不顾四时变化之节气而妄耗精气，致使正气不足，易于节时患生疾病。慢性病患者尤需于节气时日养生，静心安神，补益气血，方可健康。

二十四节气，也是中国古人通过观察太阳周年运动，认知一年之中时节、气候、物候的规律及变化所形成的知识体系和应用模式。它起源于春秋时期的黄河流域，经过不断发明与改善，历时三四千年，在秦汉年间形成了我们今天所看到的二十四节气。它把太阳周年运动轨迹划分为 24 等份，每一等份为一个节气，始于立春，终于大寒，周而复始。几千年来，二十四节气一直科学地指导着我国人民从事农业生产、起居生活及预测气候变化。

按照中医学"天人合一""顺时养生"的理论，我们平常养生保健就要顺应四季和二十四节气的气候变化规律来生活，遵循自然规律的变化，适当调整我们的起居、饮食、运动与情志，适应自然界的变化，保养人体先天真元，使脏腑机能保持最佳状态，气血充足，身体强健，减少疾病的发生，达到延年益寿的养生目的。

晚辈向群，少小立志，研习中医，矢志传承中医药学及祖国传统文化。他勤奋好学，善于总结，几十年来一直研究二十四节气与健康、中医养生的关系，写了很多文章。现又和他的同道一起编写了《顺时养生：二十四节气里的中医智慧》，系统阐释二十四节气与健康的关系，揭示二十四节气养生的奥秘。理论性强，实用性更强，本书介绍的养生操作，简便易行，是一本经济实用、方法齐全且趣味性强的养生读物。

历代医家鲜有关于二十四节气具体养生方法的全面阐述。近些年，虽然有大量各种门类的养生书籍如雨后春笋般出现，但是却少有专门介绍二十四节气养生方面的专著。《顺时养生：二十四节气里的中医智慧》的出版问世，将进一步丰富中医顺时养生的理论和方法，为广大人民群众养生保健提供更多选择。

传承精华，守正创新。愿中医后人不断努力！

是为序。

首都国医名师

北京中医药大学教授

辛丑年秋月

自序

春雨惊春清谷天，夏满芒夏暑相连，

秋处露秋寒霜降，冬雪雪冬小大寒。

我很小的时候就会背诵这首二十四节气歌，觉得自然界的变化很神奇，更觉得先人很伟大，把自然界的变化总结得如此有规律。古人将一年分为二十四节气、七十二候，五日为候，三候为气，六气为时，四时为岁，周而复始。

植根于中华历史文化土壤的二十四节气，据考是由黄河流域附近的上古先民通过观察天象与物候规律等，总结形成的与农耕文化密切相关的智慧结晶。远在春秋时代，就定出仲春、仲夏、仲秋和仲冬等节气。以后不断地改进与完善，到秦汉年间，二十四节气已完全确立。公元前104年，由邓平等制定的《太初历》，正式把二十四节气订于历法，明确了二十四节气的天文位置。在历史上，二十四节气为历代官府用来指导农民春种秋收的法则；在生活中，它是古人预测春夏秋冬、气温冷暖和起居养生的指南。

从养生角度来讲，中医学认为阴阳变化是自然界变化规律之本，因此，每个节气的到来，自然界的阴阳都会变化。春分时节，自然界的阳气出地一半，阴气入地一半。阴阳二气相交，寒热交争，气温变化频繁。立夏时节，自然界的阳气完全出于地，但并未到达天空高处，此时天气转暖，并未转热。自然界的阴阳此消彼长，循环往复，从而形成了冬去春来、寒来暑往的四季变化。

中医学更强调"整体观念"与"天人合一"。人与自然是不可分割的整体，人的生理功能、气血阴阳均会受节气的影响。正因如此，历代养生家都注重节气养生，并把"天人合一"的养生观念作为顺道而行的重要法则。顺应自然界的变化，适时调整衣食住行，才能获得良好的养生效果，达到"天人合一"的佳境。

几年前，我就写一些节气养生的小文章，在微信公众号登载以后，发在朋友圈，很受欢迎，甚至成了小小的品牌。因此，我们商量用一本节气养生的专著，向大众宣传普及中医顺时养生的思想，重点介绍二十四节气的中医养生理论和方法。书稿写成以后，几经修改，出版社老师给我们起了个非常好的名字：《顺时养生：二十四节气里的中医智慧》，使本书提色不少。

愿本书能对大众的生活及健康有所帮助。因为，生活中经常蕴藏着中医智慧，顺应节气调整自己的生活，你就能活得安然自得，健康如意。

祝君健康！

辛丑处暑日于博雅

春雨惊春清谷天，夏满芒夏暑相连，

秋处露秋寒霜降，冬雪雪冬小大寒。

——《二十四节气歌》

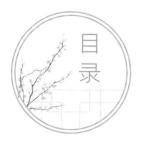

目录

> 中国人的二十四节气 〈

〉 春季养肝 〈

立春

雨水

惊蛰

春分

清明

谷雨

● 夏季养心 ●

立夏

小满

芒种

夏至

小暑

大暑

╕ 秋季养肺 ╘

立秋

处暑

白露

秋分

寒露

霜降

❧ 冬季养肾 ❧

立冬

冬至

小寒

大寒

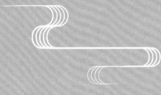

中国人的二十四节气

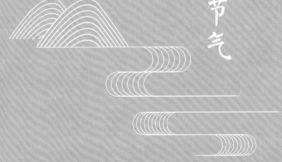

二十四节气溯源

解说二十四节气

广义的二十四节气，是指中国古代人民在长期实践中，通过观察星象、动物、植物和气候等的变化规律，总结出的一套指导生产、生活的知识体系。狭义的二十四节气，是指以太阳为观测对象，结合当时物候的变化规律，总结出的一种指导农事的补充历法。

二十四节气的具体时间，是根据地球在黄道（即地球绕太阳公转的轨道）上的位置来划分的。太阳从春分点（黄经零度，此刻太阳垂直照射赤道）出发，每前进十五度为一个节气。我国现在使用的公历，是以一个太阳回归年为周期。所以，二十四节气与公历日期就有了基本固定的对应关系。即两个相邻的节气，交节时间为上半年的六日、二十一日左右，下半年在八日、二十三日左右，前后相差一两天。

二十四节气具体包括：立春、雨水、惊蛰、春分、清明、谷雨、立夏、小满、芒种、夏至、小暑、大暑、立秋、处暑、白露、秋分、寒露、霜降、立冬、小雪、大雪、冬至、小寒、大寒。

二十四节气的起源

二十四节气是基于对星象周期性变化的观测。在距今四千年前的陶寺遗址中，考古学者发现了带有刻度的圭尺。说明中国的先民，已经掌握了圭表测日的方法，发现了冬至日和夏至日这两个极点。

《中国天文考古学》中指出，殷代四方神指的是分至之神，说明殷商时期人们已经认识到了春分、夏至、秋分及冬至。

春秋时期《左传·僖公·僖公五年》记云："凡分、至、启、闭，必书云物，为备故也。"魏晋时期经学家杜预在《注》中写道："分，春秋分也；至，冬夏至也；启，立春立夏；闭，立秋立冬。"说明春秋时期先哲已经认识到了立春、立夏、立秋、立冬。战国末期《吕氏春秋》中立春、春分、立夏、夏至、立秋、秋分、立冬、冬至八个节气的名称都已经出现。

汉初时期，《淮南子·天文训》出现了二十四节气名称、顺序的完整记载。这是我国历史上第一次出现与现代二十四节气完全相同的记录。汉武帝太初元年，由邓平等制定的《太初历》，正式把二十四节气定于历法，并明确了二十四节气的太阳黄道位置。

二十四节气的内涵

二十四节气反映了中国古人对气候、天文、农业等的深刻认识。从四千年前古人发现冬至日和夏至日，到汉代完备的二十四节气形成的漫长时期，黄河中下游地区都是我国政治、经济和文化的中心。所以，二十四节气反映了黄河中下游地区的气候和农业生产特点。

如反映四季开始的节气有：立春、立夏、立秋、立冬；反映温度的节气有：小暑、大暑、处暑、小寒、大寒；反映降水程度的节气有：雨水、谷雨、小雪、大雪；反映农作物和物候特征的节气有：小满、芒种、惊蛰、清明。

总之，二十四节气是我国劳动人民长期对天文、气候、物候的观察和对农业生产总结的结果，尤其对黄河流域人民的生产、生活有着广泛的指导价值。

二十四节气中的哲学观

农耕民族经历着漫长的"日出而作，日落而息"的岁月。由于生产力水平低下，人们依附于自然，面对自然万象给人类生存带来的各种利益与威胁，人们一方面敬天畏地、拜鬼神，但另一方面，又有绝不盲目地屈服于自然的信念，力求不断探索大自然的规律与奥秘。

历经周代土圭测量日影，从战国后期《吕氏春秋》中的"十二月纪"，再到西汉《淮南子·天文训》得以完整问世。二十四节气是先人智慧的结晶，是把天文、物候、农事、民俗完美结合的范式。在这宝贵的知识财富中，也蕴含了深刻的哲学观。

气一元论

人体与二十四节气之间因"气"相互感应。自春秋战国时期开始，中国古人在对待宇宙的形成和变化，以及人与万物的生成问题上，先后产生了无、道、太极、元气、气等不同的解释。最后较为公认的是，把"气"作为世界的本原，形成了"气一元论"的共识。大千世界一气相牵，事物之间之所以会相互感应，根源就在于它们存在着"气"这一共同的物质基础。

中医学吸纳了中国古代哲学中"气是宇宙的本原"这一基本观点，认为"气"也是生命的本原，是构成生命的基本物质。正如《黄帝内经·素问·宝命全形论》云："天地合气，命之曰人。"中医认为，人与天地万物能够相互感应，也藉"气"的媒介和桥梁。反观人体，它不是孤立存在的，与大自然通过"气"有着千丝万缕的联系。而二十四节气的阴阳变化，天气、物候的变更，同样影响着人体的生理活动。

正因"气一元论"，我们在日常的衣、食、住、行、运动等各个方面都要顺应大自然整体气机的变化，方能做到"以顺为平"。除此之外，人的心理、情绪这种抽象的物质也要做到"形神合一"，而"合一"就是本于"气"。现代医学也正在由"生物—医学模式"向"生物—心理—社会模式"转变，心理和社会因素对健康和疾病的影响作用也不断得到现代医学的重视。

天人合一论

人体与大自然是有机统一的整体。从二十四节气历经多个朝代的发展史中可以看出，人与大自然的微妙关系。人体与大自然不是割裂开的，而是一个整体，人们崇尚"天人合一"，追求"天人和谐"。

无论是气候，亦或物候，每个节气都有其自己的特点，人体要顺应其变化，生活中予以调整，如"春捂秋冻"等。人类是大自然的骄子，在自然的规律之下生存与繁衍，人类不能违逆自然规律，但可以利用自然规律。人在自然面前不是无所适从，而是可以发挥人的主观能动性，充分发挥利用自然和改造自然的积极作用，使人类获得更好的生活与发展。

二十四节气既是古代科技的结晶，又是中国古代"天人合一"哲学理论的历史体验。现代中国社会的农业科学技术发展固然日新月异，但并没有湮灭二十四节气对农时、农事的科学指导作用。二十四节气作为一种传统文化，蕴含着具有现实指导意义的伟大哲学思想，值得人们不断探寻。

二十四节气中的阴阳变化规律

人类处于天空与大地之间。自然界阴阳二气在天地间的升降出入，时刻影响着人类的健康。认识自然界阴阳二气的升降出入规律，对指导预防保健有重要的意义。

阳气在冬至时，出于地下之水；在春夏二季上升于地面，并充盈于天。春夏之时，天地间阳气占主导，故春夏当养阳。阴气在夏至时，出于地下之水；在秋冬二季上升于地面，并充盈于天。秋冬之时，天地间阴气占主导，故秋冬当养阴。

春季是阳气出土的季节。阳气在春季的运动，是从抵达地表，直至完全出土。阳气在立春时，抵达地表；历雨水、惊蛰节气，至春分时，一半的阳气完成出土；再历清明、谷雨节气，至谷雨末时，阳气全部出土。

春季也是阴气入土的季节。阴气在立春时，开始入土；春季结束时，阴气全部入土。雨水、惊蛰时节，地上阴气多而阳气少；春分节气当天阴阳各半；清明、谷雨节气，地上阳气多而阴气少。

夏季是阳气在天的季节。阳气在夏季的运动，是离开地面上升至天，然后下降至地。立夏时，阳气全部出于地表，历小满、芒种节气，继续上升于天，到夏至时，上升至最高处；之后，阳气开始下降，历小暑、大暑节气，至大暑节气末，阳气即将降至地表。小满、芒种时节，阳气上升于天；夏至时，阳气位置最高；小暑、大暑时节，阳气从天下降。

夏季也是阴气在地下的季节。阴气在立夏时，从土中向地下水沉降，历小满、芒种节气，全部沉潜于地下水。夏至时，天地间阳

顺时养生
二十四节气里的中医智慧

气最盛，地下水中阴气最盛。阴气从地下水上升，即"夏至一阴生"，深井水凛冽彻骨；再历小暑、大暑节气，阴气从地下水上升至土中。

秋季是阳气入土的季节。阳气在秋季的运动，是从地表遁入土中。阳气从立秋开始入土，历处暑、白露节气，至秋分时，一半阳气完成入土；再历寒露、霜降节气，阳气全部遁入土中。处暑、白露节气，地上阳气多而阴气少；秋分节气当天阴阳各半；寒露、霜降节气，地上阳气少而阴气多。

秋季也是阴气出土的季节。阴气在此季节的运动，是从土下上升至地上。阴气从立秋开始出土，至秋季末尾，阴气全部出土。

冬季是阳气遁入地下的季节。阳气在冬季的运动，是从土中遁入地下水，再逐渐上升至土中。立冬时，阳气全部遁入地，并向地下水沉潜；历小雪、大雪节气，阳气全部沉潜于地下水中。冬至时，天地间阴气最盛，地下水中阳气最盛。阳气从地下水上升，即"冬至一阳生"，深井水体感温暖；再历小寒、大寒节气，阳气上升至土中。小雪、大雪节气，阳气从土向地下水沉降；冬至节气阳气升于地下水中；小寒、大寒节气，阳气从地下水中上升。

冬季也是阴气在天的季节。阴气在冬季的运动，是从离开地面上升至天，然后下降至地。立冬时，阴气全部上升于地表；冬至时，阴气上升至最高处，天地间阴气最盛；然后阴气逐渐下降，历小寒、大寒节气，阴气沉降至地面。

二十四节气中的人体生理特点

受到自然界阴阳二气在天地间的运动影响，人类体内的阴阳二气也会做出相应的反应。中医有天人相应的观点，编者认为，自然界的阴阳二气，对应人体内的元阴、元阳。自然界的阴阳二气在天地水之间运动，人体内的元阴、元阳也会在体内相应地运动。自然界的地下之水对应人体的肾；自然界的土对应人体的脾；自然界的天对应人体的心。肝主升，肺主降，元阴、元阳通过肝上升，通过肺下降。

春季是人体内元阳通过肝上升出脾，元阴通过肺下降入脾的季节。春气通于肝，故此季节人体肝的活动增强。随着肝脏疏泄活动增强，人体内的气血分布由内脏向体表增加，人体毛孔的打开程度也增加。

夏季是人体内元阳入心，元阴入肾的季节。夏气通于心，而此时天气炎热，湿度增加，同时人体的机能旺盛，故易耗伤心气。因为人体内的气血分布偏向体表，故体内气血相对不足，人体毛孔完全打开，呈现"外盛而内虚"的状态。

秋季是人体内元阳通过肺下降入脾，元阴通过肝上升出脾的季节。秋气通于肺，因肺为娇脏，故秋燥之气易伤肺阴。此时人体的气血分布向体内转移，人体的毛孔逐渐闭合，人体的机能开始下降。

冬季是人体元阳入肾，元阴入心的季节。冬气通于肾，寒气易伤肾。此时人体气血相对封藏于体内，人体的毛孔相对闭合，机能相对最低。

二十四节气中的人体病理变化特点

春季的人体病理变化特点

立春节气，人体易受寒邪和风邪侵扰。此时自然界阳气升阴气降，天气寒冷，时常有大风。人体元阳出脾循肝上升。若风寒袭表，上犯头部，易发头痛。如因体内上升的阳气与上焦固有阴邪相争易发耳鸣。

雨水节气，人体容易出现寒湿困脾之证。此时随着自然界降雨的增多，湿气加重，湿邪易困扰脾胃。不仅浑身会感到黏腻、不舒服，往往还会出现食欲不振、消化不良、腹泻等症状。

惊蛰时节，人体容易出现肝阳亢盛之证。此时自然界阳气大动，人体肝脏疏泄能力加强。若肝阳升发太过则阴血相对不足，易出现烦躁易怒、眩晕等不适。

春分时节，人体容易阴阳失调，旧疾复发。此时自然界阴阳二气相交，寒热交争，天气变化频繁，易导致人体的阴阳平衡失调，从而引发故疾。

清明时节，人体容易出现肝郁化火之证。此时大地渐暖，地表之上阳气占主导，人体若肝气不疏则易化火，不仅容易出现头痛、头晕、失眠的症状，还易于发作心绞痛。

谷雨节气，人体容易出现湿邪困脾之证。此时自然界阳气明显增多，湿度增大。人体脾脏受湿邪之困，易出现脘腹胀满、食欲不振、大便稀溏等不适。

夏季的人体病理变化特点

立夏节气，人体容易出现心神失养之证。此时自然界阳气开始向天空高处上升，人体心的阳气渐旺，若过度劳累，情志失调则易出现心悸、失眠等不适。

小满节气，人体容易出现心火旺盛之证。此时自然界温度上升，湿度增加，湿热之气始现。人体心火此时进一步加强，若心火偏旺，则容易出现烦躁、情绪波动、失眠、易怒等表现。

芒种节气，人体容易出现湿热扰心之证。此时自然界的阳气继续蓄积，温度继续升高，由暖转热。雨水增多，湿气增加。若湿热扰心，则人易出现心烦、低热、头痛等不适。

夏至节气，人体容易出现心火亢盛或心火热移小肠之证。天地间阳气最盛，阳极而阴生。人体心阳达到最旺盛，若心火亢盛，则易出现癫狂、惊悸等证。心与小肠相表里，若心火移于小肠，则容易出现泌尿系疾病。

小暑节气，人体容易出现中暑之证。自然界阳气积聚，暑热旺盛。人体出汗增加，耗伤心气，易出现中暑，以及心悸、气短、乏力等不适。

大暑节气，人体容易出现中暑或阴暑。此时暑热之气盛极，雨水丰沛，湿热交蒸，人容易出现头晕、胸闷、多汗等症状。过食冷饮或受寒，可致阴暑。

秋季的人体病理变化特点

立秋节气，人体容易出现肺的呼吸不利。此时自然界阴气从地下上升，抵达地面。阳气从天下降，抵达地面。天气由暑转热，早晚有凉风。人体与自然相应，元阳循肺入脾。肺为娇脏，容易受邪，此时人体抵抗力减弱，容易出现感冒、咳嗽、气喘等不适。

处暑时节，人体容易感受温燥之邪，出现阴虚之证。此时秋燥也逐渐明显，气温依然较高，人体容易出现口鼻干燥、咽干唇焦等不适。

白露节气，人体容易感受燥邪，出现肺阴虚之证。此时自然界气温下降明显，不再炎热，气候干燥。燥邪伤肺，人体可出现干咳、吐白黏痰等不适。

秋分节气，人体容易感受凉燥。此时气温下降明显，天气转凉，阴阳变化最明显。此时若人体阴阳失衡，则容易感受凉燥。

寒露节气，人体容易感受寒邪，损伤肺气。此时天气由凉转冷。寒凉、干燥的气候，易引发气短、乏力、皮肤干燥等不适。

霜降节气，人体容易出现脾肺亏虚之证。此时进入晚秋阶段，气温已经寒冷。若秋季调护不周，燥邪伤肺，日久则脾肺亏虚，易出现咳嗽、气短、少气懒言、纳差、便溏等不适。

冬季的人体病理变化特点

立冬节气，人体易出现寒凝气滞之证。此时自然界阳气藏于地下，阴气在大地之上，气候逐渐寒冷。人体若因寒邪导致气机停滞，易诱发关节痛、心痛、气喘等不适。

小雪节气，人体容易出现情绪问题。自然界温度明显降低，开始降雪。阴冷天气容易让人出现抑郁情绪。

大雪时节，人体容易出现外伤。天地间阴气继续上升，气温降至冰点以下，降雪明显增多。此时天冷地滑，人们外出通勤或赏雪时容易发生意外，如摔伤、冻伤等。

冬至节气，人体容易出现内火。此时自然界阴气最盛，日照时间最短，天气寒冷。人们习惯此时进补，故容易引发内火，出现口腔溃疡、便秘等不适。

小寒节气，人体容易出现肾气亏虚之证。自然界天寒地冻，若寒气伤肾，则人们易出现腰膝酸软、冷痛等不适。

大寒节气，人体容易出现肺、脾、肾亏虚之证。此时是气温最低的阶段，气候干燥。人体经过寒冷的冬天有不同程度的消耗，容易出现气短、乏力、咳嗽、腰痛等不适。现代生活条件富裕，人们较多食用温热食物进补，再加上天气干燥、室内温度高，容易出现口苦、咽干、咽痛、便秘等内火症状。

二十四节气与中医养生

顺时养生的起源

顺时养生的理论源自《黄帝内经》。其学术思想受到先秦哲学的影响，把人与自然界看作一个整体，认为人与自然界是相应的、相通的、相动的。

首先，自然界四时阴阳变化是具有规律性的。自然界在一年之中，有寒来暑往的变化；一日之中，有昼夜晨昏的更替。从温暖的春天到炎热的夏天，是阳长阴消的过程，从凉爽的秋天到严寒的冬天，则是阴长阳消的过程。从夜晚到白天是阳长阴消，从白天到夜晚则是阴长阳消。其间阴阳的消长运动是连续不断的、有规律的变化过程。

其次，四时阴阳变化的规律影响着自然界万物。人作为自然界生物的一员，也时刻受到自然界阴阳变化的影响。如人体的排汗状态会随四季更替而改变：春夏温暖，阳气渐长，排汗增加；

秋冬寒冷，阳气渐消，排汗减少。此外，人体生理和病理状态还会随月节律和日节律而呈现一定的变化规律。月节律是指一个恒星月或一个塑望月为一个周期的节律变化，人体的生理病理变化、气血运行、机能活动均会受其影响。如人体的气血盛衰会随月相的盈亏而变化：月初时，气血生；月圆时，气血足；月晦暗时，人体气血少，抗病力弱。如《黄帝内经·素问·八正神明论篇》记载："月始生，则血气始精，卫气始行；月廓满，则血气实，肌肉坚；月廓空，则肌肉减，经络虚，卫气去"。日节律也称昼夜节律，人体阳气呈现出昼夜盛衰的变化。一般的疾病和症状，多有白昼轻、夜间重的节律变化。如痛症病人、脑中风、心脏病患者等大多发生或加重于夜晚一定时间，体现了这一病变节律。如《黄帝内经·灵枢·顺气一日分为四时》记载："朝则人气始生，病气衰，故旦慧；日中人气长，长则胜邪，故安；夕则人气始衰，邪气始生，故加；夜半人气入脏，邪气独居于身，故甚也。"

《黄帝内经》指出："故阴阳四时者，万物之终始也，死生之本也。"说明四时阴阳的变化规律，是包括人在内的生命发展的根本规律。因此，应遵循四时阴阳的规律，"顺四时而适寒温，和喜怒而安居处，节阴阳而调柔刚"，进行顺时养生。

顺时养生的益处

《黄帝内经·素问·四气调神大论》云："故阴阳四时者，万物之终始也，死生之本也，逆之则灾害生，从之则苛疾不起，是谓得道。""所以圣人春夏养阳，秋冬养阴，以从其根，故与万物沉浮于生长之门。"意思是，如能遵从四时阴阳的规律，就能让生命健康自然地发展，并可预防重病的发生。

违反顺时养生的坏处

《黄帝内经》指出，如果违反顺时养生原则，则会戕伐生命力，破坏真元之气。不仅影响当季相应的脏器，使之变生疾病，还会影响下一季节的健康。

如果违逆了春生之气，以致肝气内郁而发生病变，影响夏季阳气的盛长，到了夏季则易出现寒性的病变。

如果违逆了夏长之气，以致心气内虚，就会影响秋季阳气的收敛，则秋季易出现寒性的病变，如疟疾。

如果违逆了秋收之气，以致肺热叶焦而胀满，冬季阳气的潜藏就缺乏必要的基础，则冬季容易出现寒性的病变，如寒性腹泻。

如果违逆了冬藏之气，春季阳气升发就缺乏必要的基础。则春季易出现阳气生发不利，无以温养肌肉的痿厥。

《黄帝内经》还提到："故藏于精者，春不病温。"意为冬季阴精养护封藏得好，到了春季就不容易发生温热之病。相反，如果冬季不注意封藏阴精，春季则易出现温病。

尽管随着时代的发展，生活环境的变化，医疗水平及人们健康意识的提高，许多疾病可以得到很好地预防和治疗，我们所患的疾病和古代已大有不同。然而，《黄帝内经》顺时养生理念中人与自然相应的观点及四时阴阳变化规律对人体的意义仍然适用于现代。遵从顺时养生的原则对养生防病有着积极的意义。

顺时养生的方法

顺时养生是按照自然界阴阳消长的时间性、规律性变化，采用与之相应的养生方法。顺时养生包含四时、一日及一月的顺时养生。根据本书内容，这里仅探讨四时的顺时养生方法。而四时的顺时养生主要体现在顺应自然界阴阳消长规律以及顺应脏腑与季节的通应关系两方面。

顺应自然界阴阳消长规律

在一年中，自然界的阴阳二气是逐渐消长变化的。从春到夏，阳气逐渐增长，阴气逐渐消减；从秋至冬，阳气逐渐消减，阴气逐渐增长。人体的阴阳与自然相应，也会产生类似的变化。如何顺应这种规律调整生活、进行养生是顺时养生的重要课题。总体来说，根据四时阴阳的变化，顺时养生的原则可归纳为春生、夏长、秋收、冬藏。而对于一些阴阳变化特殊的节气，如阴阳均分的春分、秋分，阴阳转化的冬至、夏至，中医也尤为重视。养生要注意调和阴阳、阴阳兼顾。

（1）春生、夏长、秋收、冬藏

春季养生。在春季，人与自然界万物的阳气逐渐上升，充满生机与活力。养生应顺应此时生机蓬勃的升发之势：阳气主动，因此春季应晚睡早起，增加工作活动；积极参加丰富多彩的户外运动和功法，舒展身体，使体内升发的阳气得到充分的释放；注意春捂、多食用辛味食材以助阳气升发；宜进行穴位按摩和艾灸以升阳气、疏肝气；精神调养也要顺应春季阳气升发的特点，要"以使志生，生而勿杀，予而勿夺，赏而勿罚，"不要压抑自己的所想所愿，而要使思想丰富活跃起来，确立目标与志向，保持积极的心态；减少酸味食物，避免影响阳气的升发。

夏季养长。在夏季，人与自然界的阳气旺盛，人们感觉精力充沛。此时养生，应顺应自然界与人体阳气旺盛之势，养护阳气：夏季起居应"夜卧早起，无厌于日"，继续减少睡眠，增加活动时间；不要厌恶夏季炎热的白昼，应接受自然界阳气的扶助而使人体阳气更加充盛；宽松着衣、适当出汗，使阳气得到宣泄；食用养心助阳的食物；亦可进行经穴按摩、刮痧、八段锦等以养心气；精神调养方面，《黄帝内经》提示我们要"使志无怒，使华英成秀，使气得泄，若所爱在外"，也就是要心态平和，心情舒畅，要使精神振奋，使神气得以宣泄，要开放自己，保持兴趣；不宜大喜大悲、剧烈运动、汗出过度、冒风贪凉以防损伤阳气。

秋季养收。秋季阳气渐收，阴气渐长，万物收敛。人与自然界万物一样，各种机能趋于平缓稳定。此时的养生，当顺应自然界与人体阳气的收敛之势，培育阴气，保护收敛的阳气；阴气主静，秋季起居宜早睡早起，增加睡眠时间，减少活动时间；适当秋冻以收敛阳气，养护阴气；饮食和穴位的选择也应体现收敛阳气养阴气的原则，宜选用性味甘凉，养阴清热的食物，宜按摩具有养肺护气阴功效的穴位；调养精神方面，"使志安宁，以缓秋刑，收敛神气，使秋气平，无外其志，使肺气清"，宜精神内守，淡泊宁静以顺应阳气的收敛；不宜情绪过激、过劳以防阳气不敛；不宜悲忧伤感，进食燥热、辛辣食物，以防伤及阴气。

冬季养藏。冬季阳气衰弱，阴气盛长，万物闭藏蛰伏，是一年当中万物休养生息，养精蓄锐的时候。人体阳弱阴盛，机能减弱。此时的养生，当顺应封藏之势，培育阴气，养护阳气；冬季起居宜"无扰乎阳，早卧晚起，必待日光"，比秋季延长睡眠时间，直至太阳升起再起床，使阳气得到充分的休养生息，并应减少活动量及强度以助阴精的收藏；在寒冷的冬季要"去寒就温"，即保持居住环境的温暖及衣着的保暖以防冻伤，然而，过于温热而致出汗反而会导致阳气受损，因此保暖应以不要出汗为度，即"无泄皮肤"；饮食调养方面宜食用滋阴潜阳，热量较高的膳食；推拿、艾灸肾经穴位以培育阴精，顾护肾气；在精神调养方面，宜"使志若伏若匿，若有私意，若已有得"，即含蓄恬静，把自己的种种想法、欲望埋藏起来，修身养性，以知足得意的状态应对事物以帮助阳气的潜藏；不宜过度劳累、大汗淋漓、熬夜，以防损伤阴阳二气。

《黄帝内经》还提出"春夏养阳，秋冬养阴"的养生原则，意思是春夏阳气升发、充盛，就要顺应阳气的这种生长之势，使体内阳气得到充分的表达；秋冬阳气收敛潜藏，阴气滋长充盛，就要顺应阴气生长之势，使体内阴气得到充分的培育。这也从另一个角度说明了顺时养生的内涵。

（2）二分二至

春、秋二分节气，自然界阴阳二气均分。人体与之相应，宜情绪乐观，劳逸结合，饮食寒热均衡，进行适当室外运动，按摩经穴以调和人体阴阳。

冬至、夏至则是阴阳转化的重要节气。夏至阳气盛极而衰，阴气开始萌芽；冬至阴气盛极而衰，阳气开始萌芽。人体此时易感觉不舒服，一些重病患者此时会加重。这两个节气养生要注意兼顾阴阳，夏至注意保养心的阴血，以防心火过旺；冬至则要注意补养肾阳，避免肾水过寒。大家可以通过保证充足的睡眠，调整心态，适当食疗及经络保健达到养生目的。

顺应脏腑与季节的通应关系

中医理论认为，人体的五脏与季节相应，因此提倡于四时养五脏。

《黄帝内经》提出，肝应心，心应夏，脾应长夏，肺应秋，肾应冬。为何有这样的对应关系呢？首先，在每一个季节，人体的精气集中于相应的脏器。因此，相应脏器的功能增强，并影响整个身体的生命活动。如春季藏精于肝，肝的功能更加旺盛，在机体中的作用更加凸显，使得人体充满生机。同理，夏季心的功能旺盛，长夏脾的功能旺盛，秋季肺的功能旺盛，冬季肾的功能旺盛。其次，由于当季的主气也通应于相应之脏，使得该脏更容易在当季发病。如风气为春季的主气，而风气通于肝，因此肝脏容易春季发病。同理，夏季易发心病，长夏易发脾病，秋季易发肺病，冬季易发肾病。可见，季节与五脏的对应关系是复杂的，既有增强又有制约。

基于五脏与季节的对应关系，宜在四季针对对应脏器的特性进行调养。如春季应顺应肝脏调达的特性，精神上宜放松舒畅，形体上多动少静，饮食上清淡少补，以疏肝养肝；夏季顺应心的属火之性，增加活动、表达喜爱等使阳气宣泄，针对心火旺、心气阴不足的问题，宜平心静气，食苦、咸、酸味食物等清心养心；长夏宜吃化湿食物，以顺应脾的运化之性；秋季应减少运动，收敛神气，饮食宜滋阴养肺，以顺应肺的肃降之性；冬季则宜进一步减少运动，减少欲望，适当滋补肾精，以顺应肾的收藏之性。

根据《黄帝内经》理论，脾脏没有单独对应的季节，而是在四季季末最后十八天表现为功能强盛，从而起到长养四脏的作用。因此，每一季节的最后一个节气都应注意健运脾胃，为机体适应季节转换，将养下一季脏腑建立基础。

总之，顺时养生是建立在四时阴阳变化规律以及四时五脏对应关系上的养生方法，千百年来指导着人们的养生实践活动。本书在《黄帝内经》顺时养生理论的基础上，根据二十四节气阴阳具体变化及其与脏腑相关关系，提出了具体的养生方案，并加入时令养生的内容，从另一角度丰富和发展了顺时养生的内涵。

二十四节气的研究进展

二十四节气与疾病发病情况的研究

郝宇[1]研究发现，肺部感染发病的峰值出现在大寒，支气管炎的高发节气出现在冬至，支气管哮喘的发病高峰出现在寒露，冠心病发病的峰值出现在秋分，急性心肌梗死的发病节气，相对集中于大寒、春分和大暑。

北京地区高血压病发病的峰值出现在清明，其次为寒露、惊蛰，呈现出春、秋相对高发的趋势；脑出血的发病峰值出现在秋分，其次为谷雨、清明，亦为春秋季多发。高血压性动脉硬化是脑出血主要的原因之一，两者在发病时间上存在明显的相似性。胃炎发病的峰值出现在立夏，其次为寒露、小雪。上消化道出血在惊蛰、芒种前后发病率高，病毒性肝炎以夏至、小暑和大暑三个节气发病多见[2]。

李立华[3]通过实验研究发现，脑梗死发病的峰值出现在夏至，排在前三位的高发节气分别为夏至、大暑、秋分，与气温和相对湿度、水汽压呈正相关。郑军然等[4]发现抑郁发作与节气有一定关系，抑郁症发作高峰期集中在小寒、寒露。

类风湿关节炎与二十四节气有相关性，其初发节气高发点为夏至[5]。痛风性关节炎春夏季发病者最多，冬季发病者最少[6]。先兆流产发病率与季节和节气规律密切相关，人数最多的节气是雨水，其次为清明、立春[7]。

二十四节气与疾病预防的研究

王嘉玲[8]认为，不同的季节特性通于不同的脏，结合阴阳及脏的特性，对慢性阻塞性疾病患者的症状产生影响，患者应结合不同节气的特性进行辨证调养。

梁宏才等[9]研究发现，采用二十四节气养生教育，可有效纠正脂肪肝患者的不良生活方式，加强患者自我管理，进而提高整体疗效。

文碧玲[10]观察冬病夏治穴位贴敷疗法防治儿童支气管哮喘发现，选择三伏和三九时机贴敷治疗，哮喘再发概率低。揭示了呼吸系统疾病与节气温度的相关性，利用节气把握阴阳的出入时机，适时激发人体阳气，驱散寒湿，有效治疗疾病。

二十四节气与疾病关系的实验研究

李建军[11]观测人体褪黑素的变化，发现其规律是夏天低，冬天高。在节气的"四立、二分二至"（立春、春分、立夏、夏至、立秋、秋分、立冬、冬至）八个特殊时间点上，进行进一步观察和研究，通过测定这些节气点上正常人体的血清、唾液褪黑素含量的改变，发现在不同节气的时间点上，褪黑素的含量有差异性改变。

李雨欣[12]通过实验研究金黄地鼠免疫系统各项指标的季节变化规律。实验选取血液中的免疫指标，整体呈现春分、夏至组水平较高，秋分、冬至组水平较低的趋势。脾脏中的免疫指标，整体呈现秋分较高，冬至较低的趋势。说明机体的免疫功能整体存在节律性，且在冬季略有下降。

李怡等[13]通过 CT 观察 826 例患者双侧上颌窦影像特征与二十四节气变化的关系，发现双侧上颌窦口完全闭塞患者的比例，在小寒节气最高，在小暑节气最低。

关于节气与疾病的研究，已经取得非常多的研究成果。但研究依然太过宽泛，而且缺乏针对性。目前较多的观察研究，主要集中在某几个节气的特定时间点，如"二分二至"，即春分、秋分、夏至、冬至四个节气。虽然疾病与节气的周期性规律有一定关联，但也不是在所有节气上都有关联。这意味着二十四节气与人体的相关性，可能主要集中在某几个特定节气上。因而，相关研究只能在特定节气上得出有统计学意义的结论。

疾病发生必有其因。外因为时令节气，即太阳为主导的二十四节气；内因则主要是内在体质异常。《素问》云："人以天地之气生，四时之法成"。因此，不论内伤外感，皆与先天体质（内因）和时节运气（外因）直接相关。掌握二十四节气规律，结合现代医学诊查设备，从多维度观察生理病理现象，将会使我们发现更多的疾病规律，有利于找到防治疾病的新钥匙。

参考文献

[1] 郝宇，贺娟. 北京地区 10 种常见疾病的发病节气规律分析 [J]. 中华中医药杂志，2017，32（03）：1001-1004.

[2] 郝宇. 北京地区临床常见疾病发病与干支运气及节气的关联性研究 [D]. 北京中医药大学，2015.

[3] 李立华. 基于"天人相应"理论的气候突变对脑卒中大鼠发病的影响 [D]. 北京中医药大学，2009.

[4] 郑军然，杨薇，谢雁鸣，等. 基于医院信息管理系统数据的抑郁障碍患者临床特征及病证诊疗分析 [J]. 中医杂志，2014，55（24）：2148-2151.

[5] 朱丽娟. 吉林地区类风湿关节炎与时间医学的相关性研究 [D]. 长春中医药大学，2020.

[6] 卢园园. 基于 77 例急性痛风性关节炎患者疾病特征分布及临床疗效观察的研究 [D]. 湖北中医药大学，2019.

[7] 林浣妹，肖静. 先兆流产与季节和节气规律的关系研究 [J]. 新中医，2018，50（05）：128-130.

[8] 王嘉玲，刘雯雯，郑燕婵，等. 二十四节气理论在慢性阻塞性肺疾病慢病管理中的应用 [J]. 中国医药导报，2018，15（15）：143-146.

[9] 梁宏才，池晓玲，施梅姐，等. 二十四节气养生教育改善脂肪肝患者生活方式研究 [J]. 辽宁中医药大学学报，2013，15（12）：214-216.

[10] 文碧玲，周华，刘保延，等. 冬病夏治穴位贴敷疗法防治慢性咳喘穴位处方探析 [J]. 中国针灸，2010，30（08）：647-652.

[11] 李建军 . 季节气候对人体生理病理影响的文献与试验研究 [D]. 北京中医药大学，2005.

[12] 李雨欣，许筱颖，郭霞珍，等 . 基于"肾应冬"理论探讨季节变化对金黄地鼠免疫系统的影响 [J]. 世界中医药，2018，13（04）：944-948.

[13] 李怡，陈亮，李明山，等 . CT观察双侧上颌窦口与二十四节气关系 [J]. 中国中医基础医学杂志，2018，24（04）：485-488.

春风用意匀颜色，铺得鹅黄与赋诗。

——《海棠》

春季养肝

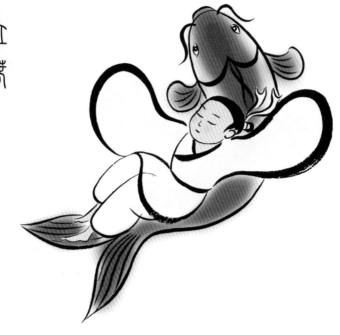

立春

立春，是二十四节气之首。

　　自然界阳气始升，冰雪始融，人体肝阳升发，新陈代谢加快。此时，宜培育人体稚嫩的阳气，否则易出现疲乏、抑郁、上火等阳气郁结的表现，甚者夏季和秋、冬季还可出现泄泻等虚寒病症。此外，心、脑血管疾病和消化系统疾病在此时容易加重。

　　因此，立春养生重在固护阳气，助脾胃运化。

❯ 立春物候 ❮

立春，正月节。立，建始也。五行之气，往者过，来者续。于此而春木之气始至，故谓之立也。

——《月令七十二候集解》

立春，是我国二十四节气之首，春季的第一个节气，于每年公历二月四日前后交节，二月十九日前后结束。"立春"就是春天开始了。

在古代，人们非常重视春天的到来。《礼记》记载："立春之日，天子亲率三公、九卿、诸侯、大夫，以迎春于东郊。"立春有很多民俗活动，如"贴春花""吃春卷""吃春饼""戴春鸡"等。

秦代以来，民间一直以立春作为春天的开始。但在气候学中，连续五天气温均稳定在10 ℃以上，才是春季开始的标准。立春日，我国绝大部分地区依然是寒冷的"冬季"。

立春节气南方暖湿气流赶走北方寒冷气流，本节气是一个气温开始回升的阶段，意味着春天准备来了。大家要积极做好春耕准备，对作物进行补肥。

古人以五日为候，三候为气，六气为时，四时为岁，一年二十四节气，共七十二候。各候均有相应的物候现象，称候应。

七十二物候主要是黄河中下游流域的景象，不是中国处处可以套用的。不同地域的物候是不同的，但用物候作为确认节气的一个参考是相同的。

立春初候，东风解冻。

立春初时，相对温暖的风从东面吹来，土地的冰层开始融化。

立春二候，蛰虫始振。

立春中期，冬眠的虫子开始苏醒，准备活动。

立春三候，鱼陟负冰。

立春的最后阶段，鱼开始游向水面，但是水面的冰还没有完全融化，似背负冰凌一般。

﹥立春与健康﹤

自然界与人体

立春交节时，自然界的阳气即将突破地表，阴气即将遁入地表。覆盖在大地上的冰雪，在阳气的温煦下，开始融化，标志着春天的开始。

人体的元阴元阳与天地的阴阳运动规律相应。春应肝。立春交节时，人体的元阳即将循肝出脾，上升至心，并有破茧成蝶呼之欲出之态势。人体的元阴即将从心循肺潜入脾。

养生原则

宜护肝阳，助脾运。忌减衣、怒、酸性食物。

自然界阳气始升，新陈代谢加快。此时，宜护助人体肝阳升发，否则易出现疲乏、抑郁、上火等阳气郁结的表现甚者夏季和秋冬还可出现泄泻等虚寒病症。此外，心、脑血管和消化系统疾病，在此时容易加重。

﹥立春精神调摄：宜舒畅心情，确立目标﹤

立春养生，养肝为主。养肝切忌"怒"。

立春时应注意调养精神，保持乐观情绪，力戒暴怒。即使生气，也不要超过 3 分钟。尽量保持心态平和，以使肝气顺达，正常升发。

肝在五行属木，通于春，喜畅达疏泄而恶抑郁，如树木一样具有生长发散的特性，对于调节气机的升发起主要作用。春季万物生发，阳气极容易升发太过，使人的性格变得暴躁易怒，发怒则会使肝火愈旺，肝火旺又使人更加暴躁易怒，如此反复，就会形成恶性循环。所以，人们在春季要适度控制自己的情绪，要多接触积极向上的事物，避免过于暴躁，同时也要避免抑制太过，使人过于压抑，不良的情绪会导致肝气郁滞不畅。

生气发怒易导致肝脏气血郁滞不畅而成疾。现代医学研究表明，不良的情绪易使神经内分泌系统功能紊乱，免疫功能下降，容易引发精神病、肝病及心、脑血管疾病等。

拥有健康的心态，豁达开阔的心胸，与人交往时保持愉快平和的心境，不仅在春季很有必要，在其他季节也要时时注意，这对于养生保健大有裨益。

立春调神方法

春天属肝，肝属木，肝主疏泄生发，主人的情绪。疏泄指舒畅发泄的意思，所以春天应该正常疏泄，心情舒畅，别太压抑。既不要太过，也不要不及，中正平和最好。

养生，就是要把过度的压一压，不足的提一提。中医看病，就是补不足，损有余，力争达到中正平和的状态。

立春心理养生

立春，立志。

一年之计在于春。立春作为二十四节气中的第一个节气，意味着新的一个轮回已开启。当此升发之时，人要善养浩然正气，以使志生。

现代社会有些人的幸福感比较低。造成人们幸福感低下的因素有很多。其中一个重要的因素是人对未来没有希望，没有值得追求的目标。

人一旦有了目标，就像航海中的舰艇有了灯塔，朝着方向去追寻，在追寻的过程中就会获得幸福。

在立春之际，首先需要我们种下理想的种子，明确目标，合理规划，并为之不懈奋斗，就会获得幸福感和成就感。

立春诗词赏析

立春
唐·冷朝阳

玉律传佳节，青阳应此辰。
土牛呈岁稔，彩燕表年春。
腊尽星回次，寒馀月建寅。
风光行处好，云物望中新。
流水初销冻，潜鱼欲振鳞。
梅花将柳色，偏思越乡人。

京中正月七日立春
唐·罗隐

一二三四五六七，
万木生芽是今日。
远天归雁拂云飞，
近水游鱼迸冰出。

▶立春起居：宜早起、梳头、通风，不宜早减衣◀

立春宜晚睡早起

《黄帝内经》记载："春三月，此谓发陈，天地俱生，万物以荣，夜卧早起，广步于庭，被发缓形，以使志生，生而勿杀，予而勿夺，赏而勿罚，此春气之应，养生之道也。逆之则伤肝，夏为寒变，奉长者少。"

立春节气，阳气升发，天气转暖，白昼时间越来越长，晚上时间随之变短。我们的作息也应随着这种变化而做出相应的调整。所以，此时宜晚睡早起。但是，晚睡也不宜在夜间 11 点后入睡。建议立春时节，睡眠的最好时间是晚上 11 点至早晨 6 点左右。为了顺应春天升发、发散的特点，早起后，要走出屋门，在院子里或公园中散步，舒展身体。

立春宜梳头百下

《养生论》记载："春三月，每朝梳头一二百下。"

春季每天梳头是一个很好的养生保健方法。因为春天是自然界阳气萌生升发的季节。尤其是二十四节气的第一个节气——立春，这时人体的阳气会顺应自然，有向上向外升发的特点。在人体则表现为毛孔逐渐舒展，代谢旺盛，生长迅速。故立春梳头，正符合春季养生的要求，可以达到宣行瘀滞、疏利气血、通达阳气的重要作用。

立春宜开窗通风

初春的天气刚刚由寒转暖，还应防风温、春温等传染病。

立春后，各种致病的细菌、病毒随之逐渐生长、繁殖，流行性感冒（简称流感）、流行性脑脊髓膜炎（简称流脑）、麻疹、猩红热、肺炎也多有发生和流行。为避免春季多种疾病发生，预防措施必不可少。居家生活中，要注意经常开窗，使室内空气流通，保持空气清新。

一般上午 8 点左右，气温较低，空气质量也较好，是开窗通风的好时机。此外，建议人们至少还应在午睡后和晚睡前，进行居室的开窗通风。

立春不宜早减衣

俗话说："春捂秋冻，不生杂病。"

这是因为人们冬季穿了几个月的棉衣，身体产热、散热的调节与冬季的环境温度处于相对平衡的状态。由冬季转入初春，自然界阳气刚刚升发，乍暖还寒，气温变化又大，若过早减掉冬衣，一旦气温下降，就难以适应。病菌乘虚袭击机体，容易引发疾病。

需要强调的是，老年人和身体虚弱者应当尤其谨慎。年轻人即使觉得热，也要逐渐减衣。

＞立春饮食：多辛辣少酸味＜

立春饮食调摄要点

立春节气，阳气初升，饮食应多吃气味辛香、辛辣，味道甘甜的食物，如葱、香菜、豆豉等。这样有助于养护人体的阳气，促使体内阳气的升发，驱除冬三月积聚的浊气，而且还能增强抵抗力，增强抵御风寒的能力。

春季应肝，在五脏与五味的关系中，酸味入肝，具有收敛之性，不利于阳气的升发和肝气的疏泄，因此，立春应少吃酸味食物。

立春适用食材

● 葱

【来源】又名大葱、香葱。百合科植物葱的鳞茎或带根全叶。

【性味归经】味辛，性温。归肺、胃经。

【功效】发汗解表，散寒通阳。

【搭配注意】与蜂蜜搭配，易致腹泻及胃肠道不适；与豆腐搭配，会影响营养物质吸收。

【适宜人群】尤其适合虚寒怕冷、风寒感冒、食欲不振者食用。

【选购技巧】以新鲜青绿，无枯叶、烂叶，葱株粗壮匀称、硬实，葱白长，管状叶短，根部不腐烂者为佳。

【小贴士】小葱拌豆腐为什么不适合常吃?

虽然小葱拌豆腐是一道常见的家常凉菜，但是豆腐中的钙与葱中的草酸，会形成草酸钙，影响人体对钙的吸收。不仅是豆腐，其他含钙量较高的食物也最好不要和葱一起同食。

● 黄豆芽

【来源】又名清水豆芽。豆科植物黄豆种子经水浸泡后发出的嫩芽。

【性味归经】味甘，性凉。归脾、大肠经。

【功效】清利湿热，透邪解表。

【搭配注意】与松花蛋搭配，易致腹泻；与猪肝搭配，会影响营养物质的吸收。

【适宜人群】尤其适合高血压、癌症、矽肺、便秘、痔疮者食用。

【选购技巧】芽身挺直饱满、须根长、色泽鲜艳光泽白、无烂根、烂尖现象，顶芽大、无化学气味。

立春适用食谱

● 炒合菜

【原料】黄豆芽 50 克、韭菜 50 克、粉丝 50 克、菠菜 50 克、肉丝 50 克、鸡蛋皮丝 50 克。

【做法】

（1）泡发粉丝，食材摘、洗干净，切丝。

（2）起油锅，葱、姜入锅煸香，放入原料炒制。

【功效】健脾，益气，升阳。

【适宜人群】普遍适宜。

● 春卷

【原料】春卷皮 500 克、五花肉 150 克、韭菜 50 克、绿豆芽 150 克、鸡蛋 1 个。

【做法】

（1）韭菜切段，五花肉切丝，绿豆芽焯熟。

（2）起油锅，葱、姜入锅煸香，倒入肉丝，翻炒变色，淋入料酒、生抽、盐，炒熟。

（3）绿豆芽、韭菜倒入碗中，滴入香油拌匀。

（4）鸡蛋液中加少量生粉，搅打至蓬松。

（5）将拌好的绿豆芽、韭菜及肉丝，用春卷皮包好，在最上面抹上鸡蛋液，封口用。

（6）起油锅，五成热，下入春卷，炸至双面金黄、焦脆，捞出控油。

【功效】健脾，补肾，升阳。

【适宜人群】除血脂偏高、消化不良等不适合油炸饮食人群外均适宜。

【小贴士】咬春、春盘、春饼、春卷之间的关系？

"咬春"是立春的习俗之一，在立春这一天吃新鲜、辛甘升发的食材，如葱、萝卜等，不同时代、不同地方吃春盘、春饼、春卷都属于咬春，有喜迎春季、祈盼丰收之意。

立春日，用面粉烙制或蒸制而成的薄饼，称"春饼"；春饼摊在盘中，加上蔬菜食用，称"春盘"，又叫五辛盘（以葱、蒜、韭、蓼、蒿、芥辛嫩之菜，杂和食之，谓之五辛盘）。

各地春饼有不同的吃法。北京习俗是用春饼卷炒合菜一起食用。而炒合菜的配方也不一样。其中豆芽、韭菜这些升发的蔬菜是不能少的。春卷是在春饼的基础上发展而来的。用饼皮卷裹馅心，成长条形，油炸而成，馅心可荤可素，可咸可甜，多用荠菜、菠菜、韭黄、鸡蛋、黑木耳为馅。

立春适用药茶

● 春茶

【组成】红豆20克、黑豆20克、红枣10克、陈皮3克、桂花

3 克、红糖适量。

【制法】将红豆、黑豆洗净，提前浸泡后和红枣、陈皮一起放入锅中加水同煮，待红豆和黑豆煮至熟烂，加入桂花和红糖，搅拌均匀即可。

【功效】健脾补气，明目益智。

【适宜人群】普遍适宜。

【小贴士】春茶是什么？

《温州府志》记载："至某时立春，则烧樟叶，燃爆竹，用栾实、黑豆煮糖茗，以宣达阳气，名日春。"在浙江温州地区，每年立春日，烧食春茶，又称"煨春"，饮前先敬家中六神祖先，然后家人分食，吃了春茶可以明目益智，并取其大吉大利、升官富贵之意。春茶所用之品各地有异，如苍南地区用红豆、红枣、柑橘、桂花和红糖合煮，瑞安地区用朱栾、红豆、黑豆、红枣、薏米、红糖、桂花等。

● 姜糖苏叶茶

【组成】苏叶 10 克、生姜 15 克、红糖适量。

【制法】水煮生姜和苏叶至沸，加入红糖搅匀，趁热饮用。

【功效】解表和胃。

【适宜人群】尤其适合风寒、感冒伴呕吐、胃痛者饮用。

立春适用药粥

● 葛根粥

【组成】葛根 30 克、粳米 60 克。

【做法】葛根洗净，放入锅中，加水适量，水煎取汁，去渣，加粳米煮至粥成即可。

【功效】生津止渴，升阳止泻。

【适宜人群】尤其适合高血压、冠心病、头晕、头痛、颈椎不适者食用。

● 葱白粥

【组成】葱白 20 克、粳米 60 克。

【做法】锅中加适量水，放粳米，大火烧沸，加入葱白，改小火熬煮成粥，即可食用。

【功效】解表散寒，和胃安中。

【适宜人群】尤其适合风寒感冒、风寒腹痛腹泻者食用。

〉立春运动：注意热身和保暖〈

立春运动原则

立春时节，运动养生的原则：选择护肝阳，助脾运的功法。

立春适用功法

● 传统功法

操作：取双腿盘坐位，面朝东方。一手掌根按于大腿内侧的中间，另一手掌根叠按于其腕部。在手按于一侧的大腿内侧的中间时，以腰部为定点，面向对侧，头颈部引领着胸和上腹部完成向同侧侧屈运动，使头颅的重心落在躯干外侧，同时要完成叩齿、吐纳、漱咽三次。上述功法在双侧大腿上各做五至七次即可。

本功法源自明代高濂《遵生八笺》所载的陈希夷立春坐功。

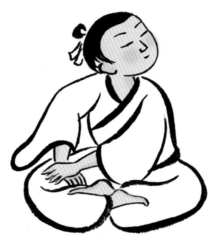

陈希夷立春坐功

【小贴士】何为《遵生八笺》?

《遵生八笺》是由明朝高濂所撰,刊于公元 1591 年。正文十九卷,目录一卷。全书分为《清修妙论笺》《四时调摄笺》《却病延年笺》《起居安乐笺》《饮馔服食笺》《灵秘丹药笺》《燕闲清赏笺》《尘外遐举笺》等八笺。它是我国古代养生学的主要文献之一。美国德贞(J.Dudgeon)曾于 1895 年将此书译成英文,在国外广为流传。

运动前先热身：立春为春之开始，严冬之寒气尚未完全褪去。经过寒冷的冬季，身体各器官的功能处于较低水平，肌肉和韧带也比较僵硬，因此进行体育锻炼前，一定要进行充分的准备活动，活动腰部与四肢的关节，搓搓手、脸、耳等暴露于外的部位，以促进局部血液循环，防止肌肉和韧带拉伤受损。

锻炼注意保暖：春季体育锻炼要做好防寒保暖工作。早春气候多变，户外锻炼时衣着穿戴要适宜。随时注意防寒保暖，以免出汗后受凉。锻炼后，用干毛巾擦干身上的汗水，并及时穿好御寒衣服。

现代体育：我们可以选择一些室外活动项目，如快走和打羽毛球。

❯立春经络调摄：合谷穴、身柱穴❮

立春时节，经络调摄的原则：固表散寒，温经通络，助肝阳升发，脾气健运。

节气前一天、当天、后一天，共3天（其他节气调摄时间同此法），按压大肠经的合谷穴，艾灸督脉的身柱穴。

経絡調摂方法

● 按压合谷穴

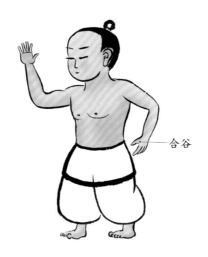

合谷

【取穴】在手第一和第二掌骨之间，当第二掌骨桡侧缘中点。

【方法】两手虎口交叉。先以右手拇指指腹，按压左手合谷穴。再以左手拇指指腹，按压右手合谷穴。力度以局部感觉酸、胀、痛为度。交替按压 5 分钟，频率为一呼一吸按压四五次。

【功效】合谷穴为大肠经穴，亦为解表散寒之要穴。按压合谷穴可以起到驱散身体寒邪，疏通经络的作用。

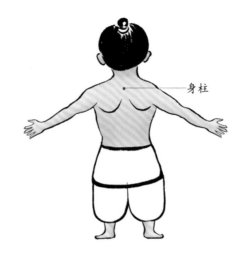

身柱

【取穴】位于后背部，当后正中线上，第三胸椎棘突下的凹陷处。

【方法】俯卧位。在助手的帮助下，以艾条温和灸，局部潮红为度。每次施灸10分钟，再按揉5分钟。按揉力度以局部感觉酸胀为度，按揉的频率为一呼一吸四五次。

【功效】身柱穴为督脉穴位，该穴可以强身健体，增强人体阳气。艾灸身柱穴可以起到振奋人体阳气，促使阳气顺利升发的作用。

【小贴士】何为温和灸?

　　将艾条一端点燃后,对准应灸腧穴部位或患处,在距离皮肤 2 ～ 3 厘米处熏烤,使皮肤局部有温热感而无灼痛为宜。一般每穴灸 10 ～ 15 分钟,至局部皮肤潮红为度。灸后局部皮肤毛孔张开,需注意保暖,3 小时内不着凉水。

立春养生小结

宜舒畅心情,确立目标与志向。

宜开窗通风,防寒保暖。

宜晚睡早起,舒展身体,梳头百下。

宜食香菜、葱、豆豉等辛味食材,以及饮春茶、食春卷。

受寒感冒、胃部不适者,可饮姜糖苏叶茶,食葱白粥。

宜练习陈希夷立春坐功。

宜按压合谷穴,灸按身柱穴,以祛风散寒。

不宜压抑情绪或暴怒,不宜过早减衣,不宜多食酸味食物。

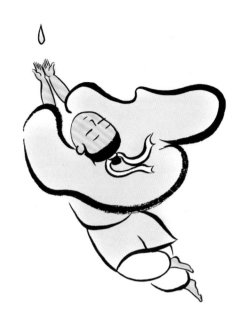

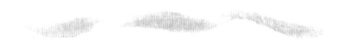

　　雨水，是二十四节气中的第二个节气。

　　自然界阳气与人体肝阳进一步升发，使人感觉精神焕发。此时，雨量增多，"倒春寒"现象严重。寒湿之邪侵犯人体，可出现腹胀、便溏、头痛、关节痛等症状。变化的天气也会造成情绪波动、血压不稳。

　　因此，雨水养生需继续固护阳气，助脾胃运化。

＞雨水物候＜

雨水，正月中。天一生水，春始属木，然生木者，必水也，故立春后继之雨水，且东风既解冻，则散而为雨水矣。

——《月令七十二候集解》

雨水，是二十四节气中的第二个节气，也是春季的第二个节气，于每年公历二月十九日前后交节，三月五日前后结束。雨水是表示降水情况的节气之一。既表示降水开始，雨量增多，也表示在降水形式上，雪减少了，雨增多了。在雨水日，我国四川一带有妇女回娘家的习俗。出嫁的女儿要带上礼物回去拜望父母，感谢他们的养育之恩。我国古代，客家人有在雨水节"占稻色"的习俗。通过炒糯米花，从糯米花爆出的成色好坏，来占卜当年稻米的产量。

雨水节气，我国大部分地区气温上升至 0 ℃以上，所以降雪减少，降雨增多。此节气大量冰雪解冻，消耗很多的热量，气温回升速度减慢，只有华南部分地区迎来春天。我国幅员辽阔，南北气候差异很大，雨水时节降水量是南多北少，常不能满足农业生产需要，故有"春雨贵如油"的说法。

雨水初候，獭祭鱼。

雨水初时，水獭开始捕鱼，并将捕捉到的鱼放在岸上，如同陈列供品。

雨水二候，候雁北。

雨水中期，冬天飞往南方过冬的大雁开始飞向北方。

雨水三候，草木萌动。

雨水的最后阶段，降雪开始改为降雨，一些植物开始生长。

⟩雨水与健康⟨

自然界与人体

自然界的阳气继续上升。温度随之上升，冰雪融化，雨水增多。部分地区，因为雨水增多，天地间湿气增加。自然界的阴气继续下降遁入土中。

人体的元阳继续从脾升发，元阴继续潜入脾。

养生原则

宜护肝阳，助脾运。忌湿冷、油腻、心燥。

此时，雨量增多，"倒春寒"现象严重。寒湿之邪侵犯人体，可出现腹胀、便溏、头痛、关节痛等症状。变化的天气也会造成情绪波动、血压不稳。故此时宜护肝阳，增强脾胃运化功能。

⟩雨水精神调摄：宜善待变化，激发爱的能力⟨

雨水节气天气变化不定，容易引起情绪波动，使人出现精神抑郁、忧思不断。当遇到不顺心的事时，不要冥思苦想、钻牛角尖，力争及时从不良情绪中摆脱出来。

肝喜顺畅而恶抑郁。只有保持心平气和的状态，才能使肝气调达，脾胃安宁。低落的情绪可使人的中枢神经受到抑制，而使交感神经兴奋，导致各种消化液分泌减少，还可使消化系统肌肉活动失调，造成食欲降低、恶心、呕吐等症状。

雨水调神方法

应心平气和，避免大怒，使肝气不横逆。保持良好的心情，珍惜从冬到春、从寒冷到温暖的大好春光，不以外物变化而影响自己的情绪。力争做到恬静愉悦，心胸开阔，善待自然的变化。走出家门、走出自我，可以与好友一起春游，观赏万物复苏，通过与自然亲近、与他人交流、适度运动锻炼等方式，舒畅情志，预防抑郁或恼怒等不良情绪的发生。

雨水心理养生

观雨水润物无声，以雨水孕育心中的爱，以爱滋养心田。

春天是万物生长的季节，生长的季节要有雨水。每逢雨水时节，万物复苏，河水流动。在人类社会中，人与人之间的关系网，恰似一条一条的河流，而人心里的爱就好比是雨水。雨水是一种流动的状态，象征感情的流淌，象征生命能量的流动，象征爱的流动。如果人内心爱的雨水少了，就会出现内心的沙漠化。

雨水时节，我们耕耘心田，激发、滋养心中爱的能力。心里有爱的能力，才能慈悲善良，才能感到幸福快乐。

春夜喜雨

唐·杜甫

好雨知时节，当春乃发生。
随风潜入夜，润物细无声。
野径云俱黑，江船火独明。
晓看红湿处，花重锦官城。

春雨

唐·李商隐

怅卧新春白袷衣，白门寥落意多违。
红楼隔雨相望冷，珠箔飘灯独自归。
远路应悲春晼晚，残宵犹得梦依稀。
玉珰缄札何由达，万里云罗一雁飞。

雨水起居：宜"春捂"、泡足、防高血压，不宜用冷水

雨水宜适当"春捂"

雨水节气虽然是春天的第二个节气，但是在这一时间段，气温并没有上升太多，也是最容易出现"倒春寒"的时候。因此，在穿衣上，仍然需要防寒保暖。值得注意的是，在不急脱冬衣的同时，也不要过分"春捂"，以防捂过头使人"上火"。另外，需要关注天气预报，在冷空气到来之前，提前备好衣物，一旦气温下降，及时增添衣物。"春捂"的原则是，下装厚而上装薄，保暖重点在于背、腹、足底。

雨水宜睡前泡足

雨水时节，人体内还有冬季存留的寒气，这时人们可以借助春季阳气升发的特点，晚上泡泡脚，从而帮助去除积在体内的寒气，有益于助养人体升长的阳气。

此时，可选用"红桂汤"泡足，即红花 15 克、桂枝 15 克、干姜 10 克、艾叶 9 克，有温阳散寒、活血通络之功效。加水 3000 毫升，武火煮沸，文火熬至 2000 毫升，每日晚间泡足。

泡脚时需要注意：以温水开始，慢慢加热，千万不能一开始水温就很烫，这样会把寒气逼回体内。每天泡足 20 分钟左右，身体感觉温暖，微微汗出即可。不能图一时之快，大汗淋漓，导致伤津耗气。需要注意的是，有些人群不适于泡脚，如腿部皮肤病、下肢静脉曲张、血压控制不佳者等。糖尿病人群需注意水温，避免烫伤。

雨水宜防高血压

雨水时节，阳气渐渐升发，天气逐渐转暖。而春季对应人体五脏中的肝，正所谓"天人合一"。此时，人体肝阳也容易上升，引动气血上行，而出现血压波动的情况，尤其是既往有高血压病史的人群。生活中要做到"未病先防，既病防变"，年老或有心、脑血管疾病的人群要适当监测血压。患有高血压的人们需要规律服用药物，避免食用辛辣刺激食物，避免熬夜。如有不适，及时到医院就诊。

雨水不宜用冷水

随着雨水节气的到来，"贵如油"的春雨通常也会逐渐增多，湿气过盛也随之而来。用冷水洗脸、洗手，甚至洗头，湿寒就容易侵入体内。而此时人体阳气处在升发状态，尚无充足的阳气驱寒于外。湿寒滞留于关节，易酸痛，重则肿胀、变形；滞留于头，易引起头痛。

﹥雨水饮食：多清淡少油腻﹤

雨水饮食调摄要点

雨水节气，气候转暖，阳气渐旺，风多物燥，应注意少吃油腻食物，多吃新鲜、应季的绿色蔬菜，以防出现皮肤、口舌干燥、嘴唇干裂等现象。

雨水节气，北方虽然雨水仍较少，但湿气渐升，饮食当增加甘淡之品以健脾祛湿。

雨水适用食材

● 莴笋

【来源】又名莴苣、青笋。菊科植物莴苣的茎叶。

【性味归经】味甘、苦，性凉。归肝、胃、大肠经。

【功效】清热利水，通络下乳。

【搭配注意】与蜂蜜搭配，易致腹泻及胃肠道不适。

【适宜人群】尤其适合小便不通、尿血、水肿、产后乳汁不下、糖尿病、高血压、神经衰弱者。

【选购技巧】以粗短条顺、不弯曲、大小整齐，叶片新鲜青绿、无黄叶、不发蔫，肉质青色、水嫩多汁者为佳。

● 菠菜

【来源】又名波斯菜、鹦鹉菜。藜科植物菠菜的带根全草。

【性味归经】味甘，性凉。归胃、大肠、小肠经。

【功效】益气养血，生津润燥。

【搭配注意】与豆腐搭配，会影响钙吸收。

【适宜人群】尤其适合高血压、糖尿病、便秘、贫血、夜盲症者。

【选购技巧】以叶片厚实、色泽浓绿，茎叶不老，无黄、烂叶，根部红色新鲜者为佳。

雨水适用食谱

● 虾皮炒菠菜

【原料】菠菜 300 克、干虾皮 10 克。

【做法】

（1）菠菜洗净切段，沸水中焯后，捞出。

（2）干虾皮温水稍泡，洗净待用。

（3）起油锅，入葱花及虾皮煸炒，再放入菠菜，一同煸炒，依据个人口味加入调料炒匀即可。

【功效】养血明目。

【适宜人群】尤其适合高血压、干眼症、夜盲症者食用。

● 花椒油莴笋丝

【原料】莴笋 200 克、花椒粒适量。

【做法】

（1）莴笋去叶、去皮，洗净，切丝。

（2）起油锅，入花椒粒，炸至香味出。

（3）放入莴笋丝，依据个人口味加入酱油、盐，再用旺火快炒即可。

【功效】健脾利尿。

【适宜人群】尤其适合高血压、糖尿病、小便不利、尿血者食用。

雨水适用药茶

● 陈皮茉莉花茶

【组成】广陈皮 3 克、茉莉花茶 6 克。

【制法】将茉莉花茶、广陈皮置于茶杯中，冲入沸水，加盖闷泡 2 分钟左右即可饮用。

【功效】健脾疏肝，理气祛湿。

【适宜人群】尤其适合肝郁脾虚者饮用。

【小贴士】肝郁脾虚者有哪些表现？

此类人群多因情志不遂、郁怒伤肝或因饮食不节、劳倦太过损伤脾气而成，一般会出现胸胁胀满、疼痛、喜叹息、脾气急躁易怒或情志抑郁、食少腹胀、便溏等症状。

● 大麦红枣茶

【组成】大麦粒 30 克、红枣 6 颗、生甘草 5 克。

【制法】将所有材料放入壶中，加适量清水，煮沸后闷泡 10 分钟即可。

【功效】健脾和胃。

【适宜人群】特别适合脾胃虚弱者饮用。

雨水适用药粥

● 扁豆薏米粥

【组成】白扁豆 20 克、生薏米 20 克、大米 50 克。

【做法】将所有材料洗净，放入锅中，加水同煮成粥。

【功效】健脾化湿。

【适宜人群】特别适合脾虚便溏、久泻者食用。

● 山药陈皮粥

【组成】山药 50 克、广陈皮 5 克、小米 50 克。

【做法】将所有材料洗净，放入锅中，加水同煮成粥。

【功效】健脾理气。

【适宜人群】尤其适合消化不良、脾虚咳喘、病后体弱者食用。

›雨水运动：雾天不宜户外锻炼‹

雨水运动原则

雨水时节，运动养生的原则：选择护肝阳，助脾运的功法。

雨水适用功法

● 传统功法

操作：取双腿盘坐位，面朝东方。双手叠掌轻按于右侧胁肋部，用摩推法沿肝经走行区域至大腿内侧处。然后，以腰部为定点，面向对侧，头颈部引领着胸和上腹部完成向同侧侧屈运动，使头颅的重心落在躯干外侧，同时要完成叩齿、吐纳和漱咽三次。上述功法在双侧胁肋部至双大腿内侧各做五至七次均可。

本功法源自明代高濂《遵生八笺》所载的陈希夷雨水坐功。

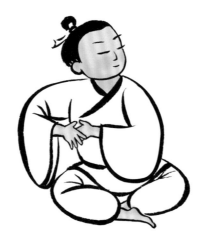

陈希夷雨水坐功

【小贴士】什么是摩推法?

摩推是摩法和推法的组合操作。摩法是指面或掌面附着于一定部位上,以腕关节为中心,连同指、掌或前臂做节律性的环旋运动。推法是用指、掌或肘部着力于一定部位上进行单方向的直线移动。

雨水运动注意

雨水节气空气湿度、降水增加,运动的时间不易偏早。早晨6点左右为空气污染高峰期,运动越剧烈,吸入的污浊空气越多。

雾天不宜进行体育锻炼,雾珠中含有大量的尘埃、致病微生物等有害物质。锻炼时由于呼吸量增加,肺内会吸进更多有害物质。

现代体育:可以选择一些室外活动,如慢跑和登山。

〉雨水经络调摄：足三里穴、太冲穴〈

经络调摄原则

雨水时节，经络调摄原则：护肝阳，助脾运。

艾灸胃经的足三里穴，按压肝经的太冲穴。

经络调摄方法

● 艾灸足三里穴

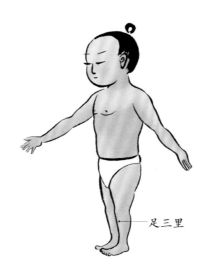

足三里

【取穴】当外膝眼下三寸，胫骨脊外开一横指。

【方法】取正坐位。用艾条温和灸足三里穴，以局部皮肤潮红为度。两侧足三里各灸 10 分钟。

【功效】足三里穴为胃经穴，是全身保健要穴，艾灸足三里穴可以健运脾胃，增强消化功能。

● 按压太冲穴

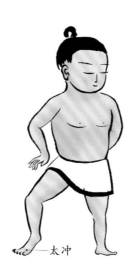

—太冲

【取穴】取正坐或仰卧位。穴位在足背侧，在第一和第二足趾跖骨连接部位的凹陷处。

【方法】取端坐位。先屈曲左膝，右手虎口持左足，以右手拇指按压左太冲穴。力度以局部有明显酸、胀、痛感为度。按压频率为一呼一吸按压四五下，每穴按压时长5分钟。再以左手拇指，按压右侧太冲穴5分钟。

【功效】太冲穴为肝经原穴。原穴是脏腑的原气经过和留止的部位。按压太冲穴可以激发肝经阳气，助其升发。

宜善待自然变化，激发心中爱的能力。

宜适当"春捂"，睡前泡足。

宜监测血压，按时服药。

宜食莴笋、菠菜等新鲜、应季蔬菜。

宜饮陈皮茉莉花茶、服扁豆薏米粥，以健脾祛湿。

宜练习陈希夷雨水坐功。

宜艾灸足三里穴、按压太冲穴。

不宜过早晨练或在雾露中锻炼，不宜用冷水洗漱，饮食不宜过于油腻。

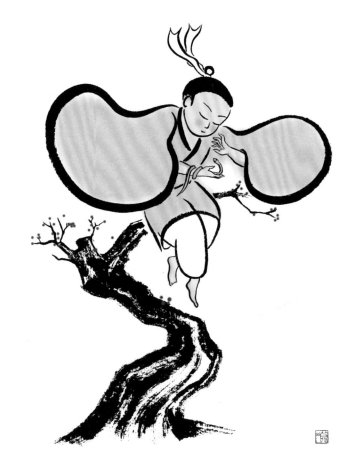

　　惊蛰，是二十四节气中的第三个节气。

　　此时，动物苏醒，春暖花开，自然界与人体阳气大量升发。惊蛰时节，疾病多发。此时，容易出现眩晕、中风、呼吸道感染、精神疾病等。

　　因此，惊蛰养生需顺应肝气升发的态势，切不可阻遏。

›惊蛰物候‹

惊蛰，二月节。《夏小正》曰："正月启蛰，言发蛰也。万物出于震，震为雷，故曰惊蛰。是蛰虫惊而出走矣。"

——《月令七十二候集解》

惊蛰，是二十四节气中的第三个节气，也是春季第三个节气，于每年公历三月五日前后交节，三月二十一日前后结束。惊蛰，最初叫启蛰，为避汉景帝刘启的名讳，改为惊蛰。"惊蛰"指钻入土中越冬的虫子被春雷惊得苏醒，开始活动。

古代惊蛰时节的民俗活动很多。惊蛰打雷，毒虫也开始复苏，人们会手持艾草驱赶毒虫，于是逐渐形成"打小人"的习俗。惊蛰时节，华北一带民间讲究吃梨，梨谐音"离"，寓意为让害虫远离庄稼，让疾病远离身体。

惊蛰时节，自然界阳气大动，万物都有了新的活力。华北地区的温度上升至 3～6 ℃，江南地区的气温上升至 10 ℃以上，迎来春天。此时冬小麦开始返青，急需及时浇水。农谚说："过了惊蛰节，春耕忙不歇。"我国劳动人民自古很重视惊蛰节气，把它看成春耕开始的节令。

惊蛰初候，桃始华。

惊蛰初时，桃花开始开放，大地一片生机勃勃。

惊蛰二候，仓庚鸣。

仓庚，黄鹂鸟也。惊蛰中期，黄鹂开始在林间鸣叫。

惊蛰三候，鹰化为鸠。

鸠，今之布谷。惊蛰的最后阶段，老鹰隐去身影，布谷开始出现。

>惊蛰与健康<

自然界与人体

自然界的阳气大张旗鼓出动，惊动小动物。此时，自然界阳气大动。

人体受自然之感召，在肝的升发和疏泄作用下，元阳从脾充分升发出来。元阴继续下降，持续入脾。

养生原则

顺应肝主疏泄，主升发的态势，切不可阻遏。忌熬夜、食酸、躁郁。

此时自然界万物蓬勃生长，人体应顺应自然之态势，让肝阳顺利升发。

>惊蛰精神调摄：宜培养积极情绪，享受内心快乐<

惊蛰时节要重视情志养生，力戒焦躁、抑郁等有害情绪，学会通过发泄和转移的方法使怒气消除，切忌妄动肝火。

惊蛰时"春雷响，万物长"，养生要重视调达肝气、平衡阴阳。惊蛰之后，随着气温的进一步升高，人体的肝阳之气渐升，阴血相对不足，容易发生肝火偏盛。尤其是老年人，易发怒，易发眩晕、中风等疾病。年轻人则因春季阳气骤然上升引动体内热气，如果此时控制不好自己的情绪，则易出现痤疮、怕热出汗等症状。

惊蛰调神方法

要心胸开阔，特别戒怒。春天属肝，情绪容易不稳定，有些精神病容易发作，俗语"菜花黄，痴子忙"就是这个意思。肝气疏泄太过，肝火过旺，点火就着。要做到自我调控情绪，保持心平气和，不要大悲大喜，要培养乐观开朗的性格。

方法一是认识到怒的危害，有问题慢慢解决；方法二是立即离开怒的环境；方法三是用适当的方法把郁怒疏泄出去，而不伤害别人。

惊蛰心理养生

惊蛰是万物苏醒、亟待生长的阶段，中国人自古把它视为春耕开始的日子。农谚也说"过了惊蛰节，春耕不能歇""九尽杨花开，农活一齐来"。对于我们现代人来说，也是一年中开始学习的好时机，学习使我们的心灵成长，通过学习也能管理和培养积极的情绪。

学习和心灵成长是密切相关的。"腹有诗书气自华"，当一个人的知识积累到一定程度，对事物的认识达到一定的阶段，他自然就会在心灵层面和形体上展现这种健康与和谐的状态。古人常说"智者不惑"，真正有智慧、有学问的人，对这个世界有了解的人，他们往往不会有疑惑。这当然不是说学习了就不会有忧愁，而是他们在学习这些知识的过程中会慢慢将所学转化为一种智者的经验，从而用于达到自我管理的目标。

学习还要实践。"学而时习之"，习就是实践，把初学到的知识进行实践，再尝试性地去做一些具体运用。只有这样才能真正地感受到学习带来的快乐。另外，还要正确认识学习的目标。学习知识的目的，应该是追求真理和探索内心，享受学习过程中由心发出的快乐。

观田家

唐·韦应物

微雨众卉新，一雷惊蛰始。

田家几日闲，耕种从此起。

丁壮俱在野，场圃亦就理。

归来景常晏，饮犊西涧水。

饥劬不自苦，膏泽且为喜。

仓禀无宿储，徭役犹未已。

方惭不耕者，禄食出闾里。

田家四时

宋·梅尧臣

昨夜春雷作，荷锄理南陂。

杏花将及候，农事不可迟。

蚕女亦自念，牧童仍我随。

田中逢老父，荷杖独熙熙。

惊蛰起居：宜直面"春困"、房事有度、制香囊，不宜剧烈运动

惊蛰宜直面"春困"

俗话说："春困秋乏夏打盹"，"春困"不是病。它是人体生理功能随着气候变化而发生的一种现象。在冬天，由于人体的皮肤、血管受到寒冷刺激，血流量减少。相对而言，大脑和内脏的血流量增加。进入温暖的春天以后，环境温度逐渐升高，皮肤毛孔逐渐舒展，四肢关节血液循环加快，而供应大脑的血液相应减少，从而出

现了无精打采、昏沉欲睡的表现，也就是"春困"现象。

随着惊蛰节气的到来，气候更为温暖，此时"春困"更为明显。克服"春困"最好的办法，就是顺应自然界的变化。夜晚静心安寝，不加班熬夜，清晨日出则起，让体内的阳气慢慢地升发。老年人可以安排一定时间的午睡，以便缓解"春困"带来的疲劳感。

同时，还要注意居室新鲜空气的流通。如果室内空气不流通，氧气含量减少，二氧化碳等有害气体增多，会助长"春困"的发生。

惊蛰宜房事有度

惊蛰时节，自然界阳气大动，万物复苏，生机勃勃。人的情欲也会随自然界的感召而焕发。

此时，房事调摄十分重要。《千金方》载："交会者当避大风、大雨、大寒、大暑、雷电霹雳、天地晦冥、日月薄蚀。"

一是，要做到"合时"。所谓"合时"，是指房事要顺应春季的时令特点，避开大风、雷雨天，合乎自然和人体阴阳之气的运动规律。

二是，要做到"有度"。所谓"有度"，是指春季房事应有节制，不可纵欲无度。

惊蛰宜制备香囊

惊蛰，原名"启蛰"。《夏小正传疏》载："启蛰，言始发蛰也。"意思是潜伏于土穴中冬眠的蛰虫，至此时节纷纷醒来，开始启户而出了。因此，会滋生时令病，人们可以采用室内挂置香囊的形式，芳香驱虫。

选用苍术、藿香、佩兰、桂枝、防风各 10 克，置于透气好的小袋内，佩带于身，或挂于门窗处。

惊蛰不宜剧烈运动

惊蛰时节，顺应自然界的规律，人体阳气的升发较前更为明显。但是，毕竟人们刚刚度过寒冷的冬季，运动也需循序渐进地进行。若剧烈运动，大汗淋漓，将损耗阳气，不利于阳气升发。

﹥惊蛰饮食：少酸味少辣味﹤

惊蛰饮食调摄要点

惊蛰时节，天气明显变暖，各种动物开始活动，细菌、病毒也开始生长繁殖，此时宜多吃富含蛋白质、维生素的食物，增强体质，预防季节性的传染病发生。惊蛰节气，人体的肝阳之气渐升，饮食应顺肝之性，少吃酸味，少吃油腻、燥烈辛辣之品。

惊蛰适用食材

● 春笋

【来源】又名竹笋、竹芽。禾本科植物毛竹初从土里长出的嫩芽。

【性味归经】味甘，性微寒。归肺、胃、大肠经。

【功效】清热化痰，消食和胃。

【搭配注意】与富含维生素C的食物搭配，易破坏营养成分；与豆腐、牛奶搭配，易致结石。

【适宜人群】尤其适合便秘、高血脂、糖尿病、动脉硬化者食用。

【选购技巧】以新鲜、截段面颜色嫩白，外皮无或有少量褐色和黑色斑点，节与节距离近者为佳。

● 芹菜

【来源】又名旱芹菜、蒲芹。伞形花科植物芹菜的茎叶。

【性味归经】味甘、微苦，性凉。归肺、胃、肝经。

【功效】清热平肝，祛风利湿。

【搭配注意】与螃蟹搭配，会影响营养物质的吸收。

【适宜人群】尤其适合高血压、高血脂、糖尿病、尿血、水肿、便秘者食用。

【选购技巧】以茎短而粗壮，颜色翠绿，气味清香，根部干净无斑点，芹菜叶新鲜者为佳。

惊蛰适用食谱

● **春笋炒鸡蛋**

【原料】春笋 100 克、鸡蛋 2 个。

【做法】

（1）春笋洗净，沸水中煮熟后捞出，晾凉后切丝。

（2）起油锅，放蛋液，炒熟盛出。

（3）起油锅，放春笋丝煸炒，再放入鸡蛋，炒至春笋发蔫即可。

【功效】益气养胃，消食化痰。

【适宜人群】尤其适合高血脂、高血压、冠心病、肥胖、糖尿病、痔疮者食用。

● **枸杞叶猪肝汤**

【原料】鲜枸杞叶 50 克、猪肝 150 克、枸杞子 10 粒。

【做法】

（1）猪肝洗净，在清水中加料酒和盐，浸泡半小时后取出切片，加香油、盐、白胡椒，腌制半小时后放入沸水，待猪肝变色捞出待用。

（2）锅中放入适量水，加少许姜丝、香油，待水开后放入枸杞叶和枸杞。

（3）倒入焯过水的猪肝，搅拌均匀，加入盐调味，待水开后煮1～2分钟即可。

【功效】养肝明目。

【适宜人群】尤其适合用眼过度、视力减退者食用。

惊蛰适用药茶

● 桑菊茶

【组成】桑叶10克、菊花6克、生甘草5克、绿茶3克。

【制法】将所有材料装入茶包袋中或者直接放入杯中，加沸水冲泡即可。

【功效】清咽润肺，清肝明目。

【适宜人群】尤其适合肝火旺盛者饮用。

● 枸杞菊花茶

【组成】枸杞子10克、菊花2朵、乌龙茶2克。

【制法】将所有材料装入茶包袋中或者直接放入杯中，加沸水冲泡即可。

【功效】养肝明目。

【适宜人群】尤其适合上班族、学生及肝肾亏虚者饮用。

惊蛰适用药粥

● 芹菜粥

【组成】芹菜50克、粳米50克。

【做法】起油锅，葱白爆香，添入水、粳米、适量盐，煮七成熟，加入洗净的芹菜，煮至粥熟。

【功效】平肝，化湿。

【适宜人群】尤其适合高血压、便秘者食用。

● 牛肉萝卜缨大米粥

【组成】萝卜缨100克、牛肉100克、大米80克、生姜适量。

【做法】

（1）牛肉洗净、剁成茸，加黑胡椒粉、盐、淀粉拌好。

（2）萝卜缨洗净切碎，加盐、生姜末、芝麻拌好备用。

（3）大米洗净入锅，加水煮开，放牛肉末，搅散，再加入萝卜缨，煮开。

（4）加入盐、芝麻油，调味，温热食用。

【功效】健脾补气。

【适宜人群】尤其适合体质瘦弱者食用。

›惊蛰运动：忌骤然锻炼、无氧运动‹

惊蛰运动原则

惊蛰时节，运动养生的原则：选择顺应肝阳升发态势的功法。

惊蛰适用功法

● 传统功法

操作：四肢撑地，头、肩、背极力俯地。按左→右→左→右→左交替转头向后方观看，同时按右→左→右→左→右交替向后方摆同侧腿，随即猛地蹬出。如此反复五至七次。

本功法源自南朝陶弘景《养性延命录》所载的华佗五禽戏之鹿戏。

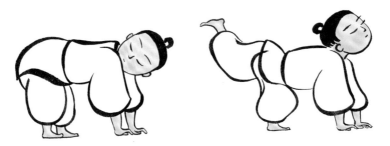

华佗五禽戏之鹿戏

【小贴士】何为五禽戏?

五禽戏是中国传统导引养生的一个重要功法。创编者华佗（约公元 145～208 年）在《庄子》中"二禽戏"（熊经鸟伸）的基础上创编了"五禽戏"，其一生著述颇丰，但均亡佚。《后汉书·方术列传·华佗传》记载："吾有一术，名五禽之戏：一曰虎，二曰鹿，三曰熊，四曰猿，五曰鸟。亦以除疾，兼利蹄足，以当导引。"南朝陶弘景在其《养性延命录》中有关于五禽戏比较详细的记载。

惊蛰运动注意

忌骤然锻炼：提倡循序渐进，要以恢复身体机能为主要目的，循序渐进、因人制宜。运动前，做足热身的准备活动，让肌肉和韧带得到充分的放松。

忌无氧运动：提倡有氧运动。如到空间宽敞、通风条件好的场地，进行骑自行车、放风筝和登山。

现代体育：可以选择一些室外活动，如骑行、放风筝和登山等。

›惊蛰经络调摄：期门穴、日月穴‹

经络调摄原则

惊蛰时节，经络调摄原则：顺应肝阳的升发态势，宜疏利肝胆。按揉肝经的期门穴和胆经的日月穴。

经络调摄方法

● 按揉期门穴

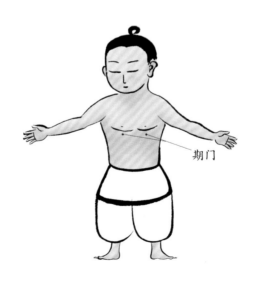

期门

【取穴】在胸部，乳头直下，第六肋间隙，前正中线旁开四寸。

【方法】坐位或仰卧位。左手掌心按压在左侧期门穴，右手掌心按压在右侧期门穴。左手掌根作顺时针旋转按揉，右手掌根作逆时针旋转按揉。按揉5分钟，按摩频率为一呼一吸四五次。

【功效】期门穴为肝经募穴。募穴是脏腑气血募集之处。期门穴，是肝气血募集之处。按摩此穴有疏肝利胆的作用，有利于肝阳升发。

● 按揉日月穴

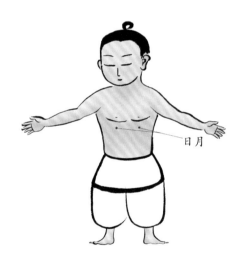

日月

【取穴】在胸部，乳头直下，第七肋间隙，前正中线旁开四寸。

【方法】坐位或仰卧位。左手掌心按压在左侧日月穴，右手掌心按压在右侧日月穴。左手掌根作顺时针旋转按揉，右手掌根作逆时针旋转按揉。共按揉5分钟，按摩频率为一呼一吸四五次。

【功效】日月穴为胆经募穴，募穴是脏腑气血募集之处。按摩此穴有疏肝利胆的作用，有利于肝阳升发。

宜培养积极的情绪，享受内心的快乐。

宜夜睡早起，适当午睡，保持空气流通，以缓解春困。

宜配制香囊，以驱虫防病。

宜房事有度，以保元气。

宜食富含营养、平衡阴阳的食物，如牛肉萝卜缨大米粥。

宜食枸杞叶猪肝汤、饮枸杞菊花茶以养肝明目，食芹菜粥、饮桑菊茶以清热平肝。

宜练习华佗五禽戏之鹿戏。

宜按揉肝经的期门穴和胆经的日月穴以疏利肝胆。

不宜大怒、抑郁，不宜食油腻、辛辣、酸味食物，不宜剧烈运动或熬夜。

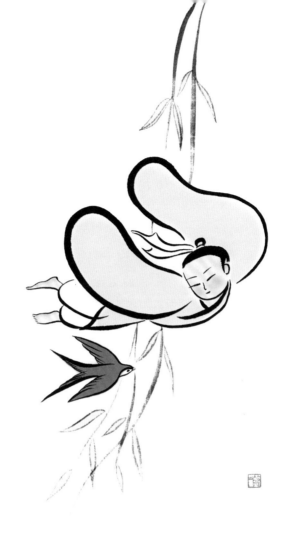

春分，是二十四节气中的第四个节气。

自然界阴阳各半，天暖雨多，阴晴不定，人体容易出现阴阳失和，休弱者节气病多发，旧疾易复发。

因此，春分养生需注意平调阴阳，调和肝脾。

〉春分物候 〈

春分，二月中。分者，半也。此当九十日之半，故谓之分。

——《月令七十二候集解》

　　春分，是二十四节气中的第四个节气，也是春季的第四个节气，于每年公历三月二十一日前后交节，四月五日前后结束。此日正好将春季九十天等分，所以叫作"春分"。这天太阳直射赤道，白天和夜晚时间相等，从这天开始，太阳直射位置由赤道向北半球推移。白天逐渐延长，夜晚逐渐缩短。所以有"吃了春分饭，一天长一线"的说法。

　　春分最著名的民俗活动就是"竖蛋"，故有"春分到，蛋儿俏"的说法。春分时节，古人有吃春菜的习俗。"春菜"是一种野苋菜，春菜与鱼片做成汤，名曰"春汤"，能生津润燥。春分开始，气温回升较快。华北地区以及南方，日平均气温可以升达 10 ℃以上。我国除了青藏高原、东北、西北之外，大部分地区都已经进入春天。

　　此时，天气转暖，雨水增多。江南进入"桃花汛"期，北方地区降水依然很少，故有"春雨贵如油"之说。春分时期，我国大部分地区进入播种季节，正是"九九加一九，耕牛遍地走"的景象。

　　春分初候，玄鸟至。

　　玄鸟即燕子，属于季节性候鸟。春分初时，在南方越冬的燕子又飞回北方。

　　春分二候，雷乃发声。

　　春分中期，开始有雷声。古人认为，雷乃阳气盛而发声。春分之后，地上的阳气开始多于阴气，故春分开始有雷声。

春分三候，始电。

春分的最后阶段，开始有闪电出现。《历解》曰："凡声阳也，光亦阳也。"古人认为电也是阳气的一种表现形式，此时地上阳气居多，故开始有闪电出现。

›春分与健康‹

自然界与人体

白昼各半。自然界的阳气出地一半，阴气入地一半。一半阳气从地下升到地上，一半阴气从天入地，阴阳之气相交，此时为春分。阴阳二气相交，寒热交争，天气变化频繁。

因自然界天气变化频繁，忽冷忽热，容易使人阴阳失和。体弱者，则易生节气病。有旧疾者，易复发。人体的元阳出脾一半，上升入心。元阴继续下降，入脾一半。

养生原则

宜平调阴阳，调和肝脾。忌春困、风寒、尘螨。

此时，自然界阴气阳气各一半，天暖雨多，阴晴不定，人体容易出现阴阳失和。体弱者节气病多发，旧疾易复发。故应平调阴阳，以预防疾病。

〉春分精神调摄：宜心平气和、轻松乐观〈

《黄帝内经 · 素问·四气调神大论》曰："谨察阴阳所在而调之，以平为期。"春分时阴阳各占一半，精神调摄的重点在于调和阴阳。

春分节气在精神调摄方面也与其他春季节气的养生要求一致，要做到心平气和，保持轻松乐观的情绪，安养神气。切忌大喜大悲、情绪波动剧烈，这样不利于肝气疏泄，与春分时节"阴阳平衡"的特点相背。

春分时节，万物开始生长，人的精神像春天一样有了生气，应以"养"为主，不能攫夺，因为春天的阳气还非常稚嫩。应保持思想开阔、心平气和，要知足常乐，保证肝气疏畅。春分养肝，是养生的根本。不能思想沉闷，否则容易肝气郁结，亦不可大怒伤肝，否则易生肝火、肝风，损伤人体的气血。

春分调神方法

由于春分这天正好昼夜平分，阴阳各半，此时节气特点是阴阳平衡，因此养生要顺应此时的特点，以平为期，以和为贵。

调神方面，春分阴阳各半，应心平气和。人们要顺应自然界阳气升发的自然规律，以及人体阳气适应性的升动改变和肝气畅达的需求，保持轻松愉快、乐观向上的精神状态，切忌抑郁、悲伤、狂喜、大怒的不良情绪。

春分心理养生

春分阴阳各半，养心要讲究平和，阴阳平衡，调和适度。这个"调和"不但是人体本身的阴阳调和，而且也是家庭关系的阴阳调和。

在中国传统文化中，人的心绪像水，不断流动，时有波澜。若不将心中的流动放缓，不将心中的波澜平复，怎能达到这静止的平衡呢？春分日，就是让人追求身心的平衡，与天地物候平衡合一的时节。

在一个家庭中，妻子往往代表阴，丈夫则代表阳。家庭文化的形成，要求夫妻双方融合统一，即家庭中阴阳调和平衡。春分正是夫妻调和阴阳，达到平衡的好时节。阴阳调和的最佳状态是丈夫七分刚、三分柔，妻子七分柔、三分刚，刚柔并济，家庭也就圆满了。

春分诗词赏析

村行
唐·杜牧

春半南阳西，柔桑过村坞。
袅袅垂柳风，点点回塘雨。
蓑唱牧牛儿，篱窥茜裙女。
半湿解征衫，主人馈鸡黍。

海棠
唐·郑谷

春风用意匀颜色，销得携觞与赋诗。
秾丽最宜新著雨，娇饶全在欲开时。
莫愁粉黛临窗懒，梁广丹青点笔迟。
朝醉暮吟看不足，羡他蝴蝶宿深枝。

》春分起居：宜踏青、打扫、防范旧病，不宜多饮酒 〈

春分宜户外踏青

自春分起，天气越来越热。但气温不是直线上升的，温度还有些起伏。此时，应外出多晒太阳，以利驱散寒气。

春分时节，气温适宜，可利用春季生机盎然的好时机，多户外踏青，使情绪舒畅，肝气调达，与"春生"之机相适应。正如李石在《续博物志》中所说："春日放鸢，引线而上，令小儿张口而视，可以泄内热。"放风筝是春季一项很好的全身运动，远望可清眼目，吐纳可泄内热，张弛以释情绪，急缓以活筋骨。

春分宜打扫卫生

春分时节，万物都已经茁壮起来，包括细菌、病毒也繁殖旺盛，加之天气变化频繁。所以，此时是传染病多发的时期。为了身体健康，注意环境卫生是非常必要的。不管是室内还是室外，一定要把不起眼的角落和阴暗死角的污垢清洁干净，必要时可以喷洒一些杀虫剂。同时，居室要保持空气清新，可以适当在阳台养一些花草。

春分宜防范旧病

俗语言："百草回芽，旧病萌发。"

春分时节，自然界阴阳二气相交，天气变化频繁，容易使人阴阳失和，引发旧疾，如肝病、过敏性哮喘、冠心病、精神病等。所以，此时人们更应从生活起居、饮食运动、精神调护等各个方面加以重视，关注相关检查指标，规律服药。若病情变化，随时就诊，正如中医所说："未病先防、既病防变。"

春分不宜多饮酒

春分时节，养生的原则强调平调阴阳。酒为阳，易升动阳气。此时若饮酒过多，会使人体阴阳偏颇，出现肝阳过于亢盛的情况，可表现为血压升高、心烦易怒、口苦失眠等。

▷春分饮食：多甘味少油腻◁

春分饮食调摄要点

春分节气，自然界阴阳平分，饮食上也要"以平为期"，保持寒热均衡，调整阴阳，饮食忌偏热、偏寒、偏升、偏降，可根据个人体质情况进行饮食搭配。

春分节气，肝气偏旺，抑制脾胃功能，可多吃甘味的食物健脾，少吃油腻和不易消化的食物。

春分适用食材

● 荠菜

【来源】又名护生草、地菜。十字花科植物荠菜的带根全草。

【性味归经】味甘，性平。归肝、肺、脾经。

【功效】清热止血，平肝明目，利尿消肿。

【适宜人群】孕妇，哮喘、服抗凝血药者忌食。尤其适合高血压、痢疾、水肿、目赤肿痛、肾炎、前列腺炎、便血、产后出血者食用。

【选购技巧】以深绿色，未开花，气味清香者佳。

● 茵陈

【来源】又名茵陈蒿、绵茵陈。菊科植物滨蒿或茵陈蒿的幼苗。

【性味归经】味苦、辛，性微寒。归肝、胆、胃、脾经。

【功效】清利湿热，利胆退黄。

【适宜人群】尤其适合湿热黄疸、胆囊炎、肝炎、头晕目眩、高血压者食用。

【选购技巧】以新鲜、质嫩、绵软、香气浓者为佳。

春分适用食谱

● 腰果百合炒芹菜

【原料】腰果 50 克、百合 10 克、芹菜 400 克。

【做法】

（1）百合提前浸泡。

（2）芹菜洗净切段，焯水捞出。

（3）起油锅，中小火，将腰果炒至金黄色。

（4）另起油锅，葱爆香，放入芹菜、百合和腰果，加盐，一起煸炒即可。

【功效】清肺，补肾，平肝。

【适宜人群】普遍适宜。

● 粉蒸茵陈

【原料】鲜茵陈 100 克、面粉 50 克。

【做法】

（1）鲜茵陈浸泡后洗净，沥水，倒入面粉，翻拌均匀。

（2）锅中烧开水后，放入蒸屉，大火蒸 5 分钟后开盖翻拌，再蒸 10 分钟即可。

（3）蒸好的茵陈可醮蒜汁食用。

【功效】清热利湿，利胆退黄。

【适宜人群】尤其适合肝、胆病者食用。

春分适用药茶

● 疏肝逍遥茶

【组成】柴胡 3 克、香附 3 克、甘草 3 克、玫瑰花 5 克。

【制法】将所有材料放入壶中，加水煮沸后闷泡 10 分钟，依据个人口感添加冰糖适量。

【功效】疏肝解郁。

【适宜人群】尤其适合肝郁气滞者饮用。

● 三花茶

【组成】玫瑰花 10 克、白梅花 10 克、茉莉花 10 克。

【制法】将所有材料放入壶中，加水煮沸后闷泡 10 分钟，依据个人口感添加冰糖适量。

【功效】疏肝理气。

【适宜人群】普遍适宜。

春分适用药粥

● 荠菜瘦肉粥

【组成】荠菜 60 克、瘦肉 50 克、大米 100 克。

【做法】

（1）瘦肉洗净，切丝，起油锅，姜丝爆香后下肉丝，加料酒，翻炒至肉丝变色断生。

（2）大米洗净，加水煮开后，放入煸炒后的肉丝，继续熬煮。

（3）荠菜洗净，切碎。

（4）待粥煮至黏稠，下入荠菜碎，拌匀，继续煮 3 分钟。

（5）最后加盐调味即可。

【功效】健脾益气，平肝明目。

【适宜人群】普遍适宜。孕妇、便溏者慎食。

● **玫瑰薏米粥**

【组成】干玫瑰花 10 朵、薏米 50 克、小米 100 克、红糖适量。

【做法】

（1）薏米洗净提前浸泡，干玫瑰花浸泡开。

（2）锅中放入小米和薏米，加水煮开后转小火慢煮至黏烂。

（3）加入红糖，待融化后，加入玫瑰花，搅拌，熄火后焖 20 分钟即可。

【功效】疏肝解郁，健脾祛湿。

【适宜人群】尤其适合肝郁脾虚证者食用。

＞春分运动：不宜空腹、早起锻炼＜

春分运动原则

春分时节，运动养生原则：选择平调阴阳，尤其是调和肝脾的功法。

春分适用功法

● **传统功法**

操作：自然站立，左手缓缓自体侧上举至头，翻转掌心向上，并向左外上方用力举托，同时右手下按附应。举按数次后，左手沿体前缓缓下落，还原至体侧。右手举按动作同左手，惟方向相反。每日重复上述动作五至七次。

本功法源自八段锦之调理脾胃须单举。

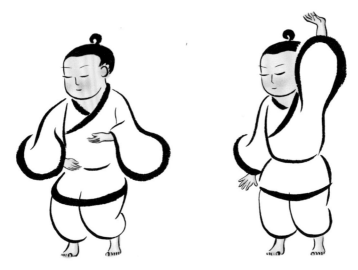

八段锦之调理脾胃须单举

【小贴士】何为八段锦？

八段锦起源于北宋，至今有八百多年的历史。它是历代养生家和习练者共同创造的一套独立而完整的健身功法。古人把这套动作比喻为"锦"，意为五颜六色，美而华贵。也体现其动作舒展优美，同时具有祛病健身功能。

此功法分为八段，每段一个动作，故名为"八段锦"。练习时，无须器械，不受场地局限，简单易学，节省时间，适合男女老少，可使瘦者健壮，肥者减肥。

春分运动注意

忌空腹锻炼：提倡运动前进食，春季干燥及时补充水分。

忌早起锻炼：春天雾大，清晨空气并不新鲜。待日出后，绿色植物开始光合作用，吸收二氧化碳，排除氧气。此时锻炼，更加适宜。

现代体育：可以选择一些室外活动，如骑行、垂钓和慢跑等。

＞春分经络调摄：三阴交穴、曲泉穴＜

经络调摄原则

春分时节，经络调摄原则：平调阴阳，调和肝脾。

按揉脾经的三阴交穴和肝经的曲泉穴。

经络调摄方法

● 按揉三阴交穴

【取穴】当内踝尖点上三寸，胫骨内侧缘是穴。

【方法】取盘腿坐位。先屈左膝关节，将左踝置于小腹前。以右手拇指行顺时针按揉左侧三阴交穴5分钟。按压力度以局部有明显酸、胀、痛为度，按压频率为一呼一吸按揉四五下，按压时长为5分钟。再以左手拇指行逆时针按揉右侧三阴交穴。

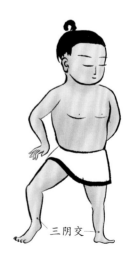

三阴交

【功效】三阴交，是肝、脾、肾三阴经的交会穴。按揉三阴交可以起到调和肝脾的作用。

【小贴士】下肢取穴"三寸"是如何确定的？

此处三寸，也叫"一夫"，指以患者手指四指并拢，指间关节的宽度。

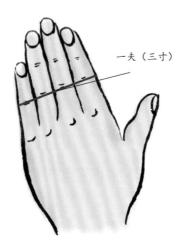

一夫（三寸）

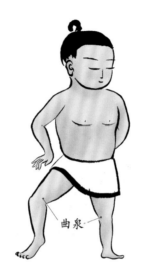

曲泉

【取穴】在膝内侧，屈膝时，膝关节内侧面横纹内侧端，股骨内侧髁的后缘，半腱肌半膜肌止端的前缘凹陷处。

【方法】屈膝坐位。双手掌心置于膝关节上，双手拇指置于曲泉穴上。双手拇指向下用力按揉，以局部有明显酸、胀、痛为度。左手拇指行顺时针按揉，右手拇指行逆时针按揉。按摩频率为一呼一吸四五次，按摩时长为5分钟。

【功效】曲泉是肝经的合穴。合穴是五输穴之一，在阴经里合穴五行属水。按揉此穴可以起到滋补肝阴、养肝柔肝并防肝木乘土的作用。

【小贴士】什么是五输穴?

五输穴是经穴的分类名,即井、荥、输、经、合穴的总称。每条正经经脉都有自己的五输穴。十二条正经合计 60 个穴位,在临床治疗中应用广泛。

古人把经气运行过程用自然界的水流由小到大,由浅入深的变化来形容,把五输穴按井、荥、输、经、合的顺序,从四肢末端向肘、膝方向依次排列。

"井"穴多位于手足之端,喻作水的源头,是经气所出的部位,即"所出为井"。

"荥"穴多位于掌指或跖趾关节之前,喻作水流尚微,萦迂未成大流,是经气流行的部位,即"所溜为荥"。

"输"穴多位于掌指或跖趾关节之后,喻作水流由小而大,由浅注深,是经气渐盛,由此注彼的部位,即"所注为输"。

"经"穴多位于腕踝关节以上,喻作水流变大,畅通无阻,是经气正盛运行经过的部位,即"所行为经"。

"合"穴位于肘膝关节附近,喻作江河水流汇入湖海,是经气由此深入,进而会合于脏腑的部位,即"所入为合"。

宜心平气和、轻松乐观，维持身心和家庭关系的平衡。

宜户外踏青，放风筝、晒太阳以调达肝气、驱散寒气。

宜调节起居，预防春困。

宜勤打扫卫生，预防尘螨。

宜监测身体指标，规律服药。

宜饮食寒热均衡，多吃甘味的食物健脾，如玫瑰薏米粥。

宜食荠菜瘦肉粥、粉蒸茵陈降肝火；饮用疏肝逍遥茶、三花茶疏肝解郁安神。

宜练习八段锦之调理脾胃须单举。

宜按揉三阴交穴、曲泉穴等以平调阴阳，调和肝脾。

不宜抑郁、大怒、悲喜过度，不宜饮酒过多，不宜食过寒、过热、油腻食物，不宜空腹及过早锻炼。

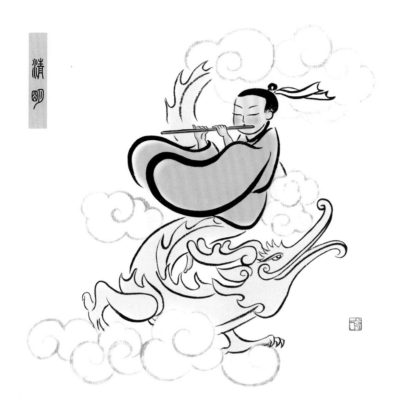

清明，是二十四节气中的第五个节气。

自然界阳气继续上升，雨量增加，生机勃勃。人体若肝气郁结，形成内热，易出现烦躁、失眠多梦、头痛昏眩、过敏性皮炎、过敏性鼻炎等病症。

因此，清明养生需注意疏肝，防肝郁。

❯ 清明物候 ❮

清明，三月节。按《国语》曰："时有八风。历独指清明风，为三月节，此风属巽故也。万物齐乎巽，物至此时皆以洁齐而清明矣。"

——《月令七十二候集解》

清明，是二十四节气中的第五个节气，也是春季第五个节气。既是二十四节气之一，也是我国传统节日，于每年公历四月五日前后交节，四月二十日前后结束。此时万物皆清洁且明净，所以将这个时节称为清明。清明前一天为寒食节，传说是为了纪念春秋名臣介子推而设。中国古人对祭祀祖先十分重视。到了唐代，不论士人，还是平民，都将寒食节扫墓视为节日。由于清明距寒食节很近，人们还常常将扫墓延至清明。

清明节后来还吸收了上巳节的内容。上巳节古时在农历三月初三日举行。距离清明时间较为接近，主要风俗是踏青。融汇了两个古老节日风俗的清明节，终于在宋元时期形成一个以祭祖扫墓为中心，与踏青等活动相融合的传统节日。

清明断雪，谷雨断霜。

清明时节，除了东北和西北地区外，我国大部分地区的日平均气温已升至 12 ℃以上。阳光明媚，春意盎然。

清明时节，麦长三节。

清明时节，小麦生长进入最旺盛的时候，黄淮地区以南的小麦准备孕穗，油菜花盛开。清明气温很适合植物生长，也是植树造林的最好时机。

清明初候，桐始华。

清明初时，桐花开始开放。白居易有诗云："春令有常候，清明桐始发。"

清明二候，田鼠化为鴽。

鴽即鹌鹑类的小鸟。清明中期，地上阳气增多，喜阴的田鼠不见了，喜阳的鹌鹑出现了。

清明三候，虹始见。

清明的最后阶段，雨量增加，在太阳照射下，开始出现彩虹。

›清明与健康‹

自然界与人体

自然界的阳气继续上升，地表之上的阳气占主导，天清且明。自然界雨量增加，生机勃勃。

在肝的升发和疏泄作用下，经过立春、雨水、惊蛰、春分节气，至清明节气时，大部分元阳从脾土升发出来。在元阳的推动下，人体新陈代谢加快。元阴继续下降，持续下降入脾。

养生原则

宜疏肝，防肝郁。忌春燥、花粉、发物。

此时，自然界阳气继续上升，雨量增加。人体若肝气郁结，形成内热，易出现烦躁、失眠、多梦、头痛、头晕、过敏性皮炎、过敏性鼻炎等。

﹥清明精神调摄：宜宣泄情绪，处理创伤﹤

清明时节，人们更应学会调节自己的心态，尽量使心情舒畅，努力做到心平气和，宽善待人，保持乐观豁达的生活态度，这对身体健康非常有益。

清明也是养肝的好时机。立春之后体内肝气随着春日渐深而愈盛，此时如果不注重调理情志，而使七情不畅，会影响肝的疏泄和阳气的生发，导致脏腑机能紊乱。如果肝的功能正常，人体气的运行就会通畅，气血就会调和，各个脏腑的功能也会正常。

清明调神方法

清明节是个悲伤的日子。缅怀先人，悲伤之情油然而生。对故去的长辈，多有愧待之处，不肖子孙更应改过从良。清明扫墓祭祖，怀旧悼亡，利用这个抒发情感的机会，好好疏利自己的情绪，向故去的亲人倾诉一下，不失为疏泄情志的好方法。

清明扫墓难免悲伤落泪，悲伤和哭泣都是正常的情绪宣泄。在亲人和挚友面前流泪和倾诉，是真实感情的流露，无须掩饰，不必刻意控制，哭出来有利于亲属间的情感交流，更有利于心理健康。心理学研究表明，哭是一种排解不良情绪的有效办法，可以释放能量，调整机体平衡，缓解肢体和心理的紧张，甚至还能减轻疼痛。精神分析的理论认为，自然而单纯的悲伤，也是一种治疗。

清明心理养生

时至清明，天清且明，渐渐细雨，当追逝先人、珍惜现在、展望未来。

清明含有生死别离和缅怀故友的情结。情结，是过去经历的事件所产生的体验。如果没有把过去造成心理影响的情结，转变成情怀的话，可能一辈子受制于此情结。为了轻装上阵，就要把情结转化为情怀。可以把对你有影响的事、人、物全拿出来，就像一个一个的心理穴位，哪个地方的穴位一按就痛，那就是情结，需要进行治疗。

清明恰恰是可以做这件事情的节气。清明这个季节，也是把分离性创伤进行好好处理的机会，把"生离死别"这四个字处理好的时候。

清明诗词赏析

春水舫残稿

清·介石

桃花雨过菜花香，

隔岸垂杨绿粉墙。

斜日小楼栖燕子，

清明风景好思量。

清明日

唐·李建勋

他皆携酒寻芳去，

我独关门好静眠。

唯有杨花似相觅，

因风时复到床前。

清明起居：宜防过敏、防雨防潮、居室明亮，不宜静

清明宜预防过敏

清明节气正是花粉传播的时期。风吹过的时候，花粉会飘散开来，从而飘浮在空中。花粉被人体吸入之后，很容易出现鼻塞、流涕、打喷嚏、全身皮肤发痒等症状。

在这个时候，有过敏史的人，务必要做好预防过敏的措施。建议出门要戴好口罩，减少吸入花粉量。将身体包裹严实一些，避免花粉落到身体皮肤上而造成过敏瘙痒。

需要注意的是，已经诊断过花粉过敏的人，出门务必要带好抗过敏的药物。因为清明前后花粉传播最为旺盛，就算保护措施做得再好，也难保万无一失。在出行过程中，如果遇到花粉，造成过敏反应发作的话，服用抗过敏药物，症状可以得到及时地缓解。

另外，注意清洁面部，尽可能地去除面部积聚的污垢、尘埃、皮脂、微生物等，以减少引起皮炎的机会。此时，所用的护肤品的量要相对减少，不要乱用化妆品和碱性肥皂，以减轻皮肤负担，避免刺激皮肤，产生过敏。

清明宜防雨防潮

正所谓"清明时节雨纷纷"，此时是雨水增多的节气，所以，日常出门的时候要带好雨具，避免淋雨而感受寒湿，引发感冒等疾病。同时，最好穿上皮面的鞋子，避免鞋面被雨水淋湿，导致双脚冰凉。另外，小心雨天路滑，外出锻炼的时候，谨防摔倒。

如果想要登山锻炼的话，务必要准备好相应装备。比如穿登山鞋，准备充足的水和食物，要结伴而行，要根据自己的身体选择运动时间。对于体弱、年老者，适当登山，不要爬太长时间，以免影响呼吸，造成身体不适。

清明时节，住所要保持干燥。南风一吹，往往易于回潮。墙体潮湿，空气湿度也大，若遇上阴雨天气，就更易使人困乏无力、心胸郁闷。因此，依天气情况适度开窗，保持干燥，防止因潮湿而致病。

清明宜居室明亮

清明是祭祀扫墓、缅怀先人的时节，往往会触景生情，情绪低落。此时要疏肝气、防肝郁。

居室布置方面，要以清新、明亮、整洁为好。如窗帘可换成淡绿色或暖黄色的，墙上可挂置富有韵味的装饰品，阳台可种植花草，取春意盎然、生机勃勃之意。

清明不宜"文静"

清明养生，强调宜疏肝，防肝郁。起居方面，要做到宜"动"不宜"静"。不论是年轻人，还是老年人，在身体允许的情况下，建议多外出活动，如跳绳、健走等，有助于肝气调达，阳气升发。

＞清明饮食：多食柔肝养肝之品＜

清明饮食调摄要点

清明节气，体内肝气旺盛，饮食方面应增加柔肝养肝之品。从五行的角度看，肾水生肝木，肺金和肾水互生，滋肾润肺则可以起到养肝的功效。肾水足，则肝不过旺。

清明节气，降水偏多，外环境湿度较大，脾胃负担较重，食物搭配上，注意选择芳香化湿，固护阳气的食物。

清明适用食材

● 茼蒿

【来源】又名蓬蒿、蒿子秆。是菊科植物茼蒿的茎叶。

【性味归经】味甘、辛，性平。归心、脾、胃经。

【功效】清心养胃，利腑化痰。

【搭配注意】与柿子搭配，易伤胃。

【适宜人群】尤其适合高血压、便秘、肺热咳嗽、口臭者食用。

【选购技巧】以根部饱满挺直，叶片新鲜翠绿、无黄斑者为佳。

● 艾

【来源】又名艾蒿、艾草。菊科植物艾的全草。

【性味归经】味苦、辛，性温。归肝、脾、肾经。

【功效】温经止血，散寒止痛；外用祛湿止痒。

【适宜人群】尤其适合虚寒腹痛、出血、月经不调者食用。

【选购技巧】以新鲜、杆粗、叶厚、香气浓者为佳。

清明适用食谱

● 牡蛎茼蒿豆腐汤

【原料】牡蛎肉200克、茼蒿100克、冻豆腐500克。

【做法】

（1）牡蛎肉洗净，茼蒿洗净切段，冻豆腐切小块。

（2）锅中加水煮沸，先放冻豆腐，加盐调味，再次煮沸后，放入牡蛎肉、茼蒿段，搅拌均匀，煮至茼蒿断生。

（3）关火后依据个人口味加适量的胡椒粉、香油即可。

【功效】平肝潜阳，养心安神。

【适宜人群】尤其适合高血压、高脂血症、失眠者食用。

● 青团

【原料】糯米粉100克、大米粉120克、艾草50克。

【做法】

（1）艾草加水煮汁留用。

（2）艾草汁、糯米粉、大米粉和成面团。

（3）将豆沙馅包裹入面团中即可，蒸半小时。

【功效】健脾除湿。

【适宜人群】普遍适宜。消化不良、老人、幼儿应注意摄入量。

清明适用药茶

● 白芍甘草绿茶

【组成】白芍10克、绿茶3克、甘草3克。

【制法】将所有材料放入壶中，加水煮沸后闷泡10分钟，依据个人口感添加冰糖适量。

【功效】调和肝脾，缓急止痛。

【适宜人群】尤其适合肝脾不和、脘腹疼痛、腿脚挛急者饮用。

● 石斛保肝茶

【组成】石斛10克、黄芪5克、北沙参5克、玫瑰花5克、红枣2枚。

【制法】将所有材料放入壶中，加水煮沸后闷泡10分钟，依据个人口感添加冰糖适量。

【功效】养肝益肾，益胃生津。

【适宜人群】普遍适宜。

● 胡萝卜枸杞粥

【组成】胡萝卜 30 克、枸杞 10 克、小米 50 克。

【做法】胡萝卜洗净切丁，与枸杞和小米加水共煮成粥。

【功效】健脾补肾，养肝明目。

【适宜人群】尤其适合长期用电脑、视力减退者食用。

● 决明子粥

【组成】炒决明子 15 克、大米 60 克。

【做法】决明子加水煎煮取汁，和大米同煮，成粥后加入冰糖即可。

【功效】清肝明目。

【适宜人群】尤其适合目赤红肿、畏光多泪、高血压、高血脂、习惯性便秘者食用。

＞清明运动：活动前要充分热身＜

清明运动原则

清明时节，运动养生原则：选择疏肝解郁的功法。

清明适用功法

● 传统功法

操作：重心右移，吸气时左脚横跨一步变马步。两手拢气上升，提至两侧腰间，握固成拳，拳心向上，相距约三拳。将左拳向前冲出，顺势头向左转，过左拳后虎视远方，右手同时向后拉，使左右臂争力。稍停片刻，两拳收回腰间，随后变掌，向两侧拢气回收，置于腰间屏息，同时意守下丹田，收回左脚。再伸出右脚，重复如上动作，如此左右交替五至七次。

本功法源自八段锦之攒拳怒目增气力。

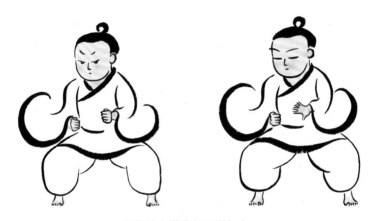

八段锦之攒拳怒目增气力

清明运动注意

剧烈活动前要充分热身，防止运动性损伤。清明时节的温度明显上升，要防止活动出汗后减衣过快受寒。

现代体育：可以选择跳绳、游泳、球类活动和健步走等。

❯清明经络调摄：行间穴、肝俞穴❮

经络调摄原则

清明时节，经络调摄原则：疏肝，防肝郁。

按压肝经的行间穴，按揉膀胱经的肝俞穴进行。

经络调摄方法

● 按压行间穴

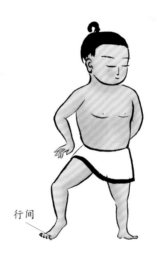

行间

【取穴】在足背侧，在第一和第二足趾间，当趾蹼缘的后方赤白肉际处。

【方法】取抱膝坐位。先以右手固定右足，左手拇指向下按压右侧的行间穴。再以左手固定左足，右手拇指向下按压左侧的行间穴。以腧穴局部有明显酸胀痛为度。按摩频率为一呼一吸四五次，按摩时长为 5 分钟。

【功效】行间穴为肝经的荥（xíng）穴。荥穴为五输穴之一，阴经里荥穴五行属火，具有清热的作用。按揉此穴可以起到疏肝解郁，清解郁热的作用。

● 按揉肝俞穴

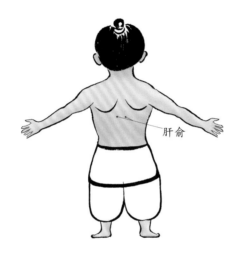

肝俞

【取穴】在背部，当第九胸椎棘突下，旁开一寸半。

【方法】取俯卧位。在助手的帮助下进行按摩。准确取穴后，以双手拇指同时点按双侧肝俞穴。左手拇指行逆时针点按，右手拇指行顺时针点按。按压力度，以腧穴局部有明显酸、胀、痛为度。一呼一吸，按揉四五次，按摩时长为 5 分钟。亦可以在肝俞穴附近进行刮痧、拔罐、拍打等操作。

【功效】肝俞穴是肝的背俞穴，在后背膀胱经上。背俞穴是指五脏六腑之气输注于背部的腧穴。因此，按揉肝俞穴可以起到养肝疏肝的功效。

清明养生小结

宜宣泄情绪，处理创伤，升华情感。

宜清洁防护，预防过敏。

宜室内通风，防雨防潮。

宜居室明亮，预防肝郁。

宜饮白芍甘草绿茶、石斛保肝茶、胡萝卜枸杞粥以养肝柔肝，滋肾润肺。

宜食青团以芳香化湿，固护阳气。

宜练习八段锦之攒拳怒目增气力。

宜按压行间穴、按揉肝俞穴以疏肝解郁。

不宜过于"文静"，不宜食发物。

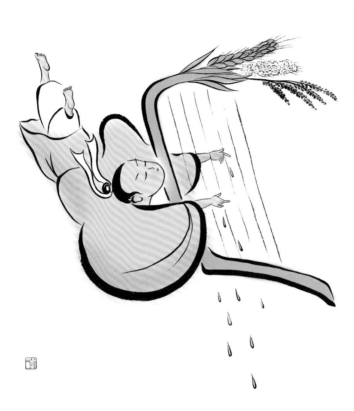

谷雨

谷雨，是二十四节气中的第六个节气。春季最后一个节气。

此时气候转暖，湿度加大，冷热不均。易出现脘腹胀满、食欲不振、大便稀溏等脾胃病症以及精神情志失调、关节炎等。

因此，清明养生需注意芳香化湿，健脾助运。

❯谷雨物候❮

谷雨，三月中。自雨水后，土膏脉动，今又雨其谷于水也。

——《月令七十二候集解》

谷雨，是二十四节气中的第六个节气，春季的最后一个节气，于每年公历四月二十日前后交节，五月六日前后结束。

谷雨是"雨生百谷"的意思，雨后的庄稼可以旺盛地生长。谷雨与雨水、小满、小雪、大雪等节气一样，都是反映降水现象的节气，是古代农耕文化对于节令的反映。

南方有谷雨摘茶的习俗，谷雨茶也就是雨前茶，谷雨茶与清明茶同为一年之中的佳品，受到茶客广泛追捧。

谷雨以后气温升高，害虫进入高繁衍期，民间习惯禁杀"五毒"。"五毒"指蜈蚣、毒蛇、蝎子、壁虎和蟾蜍。农民一边除虫，一边以红纸印画五种毒物，再用五根针刺于五毒之上，以示驱除之意。

谷雨时节，大部分地区的气温回升，空气湿度加大，雨量开始增多，南方的气温可达 30 ℃。气温虽然转暖，但早晚依然清凉。谷雨时节雨水增多，十分有利于农作物的播种与成长。

谷雨初候，萍始生。

萍即浮萍，是指水面上的一种漂浮植物。谷雨初时，水温升高，浮萍开始生长。

谷雨二候，鸣鸠拂其羽。

谷雨中期，布谷鸟不时拂动其羽毛。

谷雨三候，戴降于桑。

戴即戴胜鸟。谷雨的节后阶段，戴胜出没于桑林中。

﹥谷雨与健康﹤

自然界与人体

自然界的阳气继续上升，尚未完全出地。地上阳气明显增多，同时雨水增多，天地间湿度增大。对自然界的阳气而言，大地是阳气的根基。如果土弱，则阳气离地太快，易形成阳亢的病态。

四季之末应脾，谷雨节气应脾。

对人体而言，谷雨节气，受雨水的影响，形成湿邪困脾的病态。脾气困倦，脾土功能不足，肝阳离开脾土太快，导致肝阳上亢的病态。循肝之元阳，即将全部出于脾土，上升至心。循肺之元阴，即将全部从心，下降至脾，并将沉潜于肾。

养生原则

宜芳香化湿，健脾助运。忌躁郁、发物、湿寒。

此时，气候转暖，湿度加大，冷热不均。人体易出现脘腹胀满、食欲不振、大便稀溏等脾胃病症及精神情志失调、关节炎等。此时，运用芳香类中药，可以起到化湿的作用，促进脾胃的运化功能。

﹥谷雨精神调摄：宜"晾晒"心事，愉悦心情﹤

谷雨时节阳气渐长，阴气渐消。在精神调摄方面，也如清明一样，保持心情舒畅、心胸宽广，避免情绪波动，特别不要生气。

谷雨正值春夏之交，春季为肝气当令，肝与情志密切相关。俗语说，"菜花黄癫子忙"。研究发现，进入清明、谷雨时节的四五月份，出现情志失调的人群或精神疾病的患者都会增加。

因此，在谷雨时应格外重视保持情绪乐观。遇到烦恼时多向家人和朋友倾诉，或多到大自然中走走，听音乐、钓鱼、春游、打太极拳、散步等。

谷雨调神方法

谷雨节气接近夏季，天气时冷时热，易致情绪失常，表现为易烦躁多怒。女性知识分子和更年期女性易患以心悸为主的心脏神经官能症。调神要心平气和、知足常乐，要多与人沟通，及时疏泄不良情绪。近年来，情绪障碍的人越来越多，应及时认真地进行心理和药物防治。

谷雨心理养生

谷雨时节，当"晾晒"心事，"晒"出干爽好心情。

谷雨这个节气是最适宜播种的时节。谷雨时，在心中播下希望的种子，若要种子健康生长，就要除去心中的湿气，告别过去"发霉"的心事。不要抱怨没有阳光，要敢于放开自己的内心，找人谈心，主动说出自己的心事，把那些"潮湿""发霉"的心事"晒干""晾净"之后，内心将是多么清爽！

在谷雨时节，可以"晒一晒"自己的心事，"晒干"心中的"霉气"与"湿气"，"晒"出干爽好心情。同时，也要把握适当的度，使自己在心情清爽的同时，也能为对方留下一片明媚的阳光。

喜雨

清·郑燮

宵来风雨撼柴扉，早起巡檐点滴稀。

一径烟云蒸日出，满船新绿买秧归。

田中水浅天光净，陌上泥融燕子飞。

共说今年秋稼好，碧湖红稻鲤鱼肥。

春日

宋·秦观

一夕轻雷落万丝，

霁光浮瓦碧参差。

有情芍药含春泪，

无力蔷薇卧晓枝。

谷雨起居：宜防感冒、补水、护关节，不宜出大汗

谷雨宜预防感冒

俗话说："谷雨寒死老鼠。"说的就是谷雨节气过后，气温逐渐升高，但雨量也开始增多，天气忽冷忽热。此时，很多人会因天气明显转热而像夏天一样穿衣服。殊不知，因天地间湿度增多，湿气很容易从裸露的部位进入体内，引发感冒。

此时人们还应注意保暖，早晚与中午的温差较大，早晚可多穿一件衣服。如果受凉感冒了，可以用生姜5片煮水，煎煮100毫升，待微微汗出为宜。

谷雨宜晨起补水

春季气候复杂，不过大多数地区都是大风天气，此时人体容易流失水分，抵抗力就会随之下降，容易诱发感冒，很多慢性病会加重。

这个时候，"补水"就显得特别重要。一夜春眠之后，人体内水分消耗较多，晨起喝水不仅可补充因身体代谢失去的水分，洗涤肠胃，还可预防心、脑血管疾病的发生。建议晨起饮水量以250毫升为宜。

谷雨宜保护关节

谷雨节气的名称源于"雨生百谷"之说。此时空气湿度加大，著于关节会引发关节病，《黄帝内经·痹论》记载："湿气胜者为著痹也。"

此时节，人们在着装方面，要注意关节的保暖，不要穿裸露肩、肘、膝、踝的衣服。

谷雨不宜出大汗

谷雨时节阳气渐长，阴气渐消。此时不要过度出汗，以防损伤阳气。另外，由于谷雨时节雨水较多，气候相对潮湿。此时若过度出汗，毛孔过度打开，易使湿邪侵入人体，出现肩颈疼痛、关节疼痛、脘腹胀满、不欲饮食等病症。

▷谷雨饮食：多食养脾调肝之品◁

谷雨饮食调摄要点

谷雨，是春季的最后一个节气。

《黄帝内经·素问》曰："脾者，土也。治中央。常以四时长四脏，各十八日寄治。不得独主于时也。"脾五行属土，位居中央。脾与四季均相应，为心、肝、肺、肾，输送能量和营养。脾尤与春季、夏季、秋季、冬季的最后十八天相应。因此，四季最后的十八天，最适合养脾。谷雨饮食的主旋律，是养脾调肝，为安然入夏打基础。

谷雨适用食材

● 香椿

【来源】又名香椿铃、香铃芽。楝科植物香椿的嫩芽。

【性味归经】味苦，性温。归肺、胃、大肠经。

【功效】祛风解毒，健胃理气。

【搭配注意】与动物肝脏搭配，易破坏营养成分。

【适宜人群】尤其适合慢性肠炎、崩漏带下、外感风寒、风湿者食用。

【选购技巧】以短壮肥嫩，没有老枝叶，香味浓厚者为佳。

● 蒜苔

【来源】又名蒜毫、蒜薹。百合科植物大蒜中抽出的花茎。

【性味归经】味甘、辛，性温。归肺、胃、脾经。

【功效】温中下气，补虚活血。

【搭配注意】与蜂蜜搭配，易致腹泻。

【适宜人群】尤其适合便秘、冠心病、高血脂者食用。

【选购技巧】以新鲜、脆嫩，条长，上部浓绿，基部嫩白，尾端不黄、不烂、不蔫，苔顶帽不开花者为佳。

谷雨适用食谱

● 香椿竹笋

【原料】竹笋 200 克、香椿 50 克。

【做法】

（1）竹笋切块。

（2）香椿洗净切成细末，用盐腌制去水分。

（3）起油锅，先放竹笋煸炒，再放香椿末，依据个人口味加盐调味。

【功效】健脾开胃，清热解毒。

【适宜人群】尤其适合高脂血症、肥胖者食用。

● 蒜苔炒肉丝

【原料】蒜苔 200 克、猪肉 20 克。

【做法】

（1）蒜苔洗净切断，用开水烫后，捞出。

（2）猪肉洗净切丝，加入水淀粉、盐，用热锅温油滑散，捞出。

（3）起油锅，放蒜苔、肉丝煸炒，依据个人口味加盐调味。

【功效】温中补虚，润肠通便。

【适宜人群】尤其适合高脂血症、冠心病、动脉硬化、便秘者食用。

谷雨适用药茶

● 党参菊瑰大枣茶

【组成】党参 10 克、菊花 10 克、玫瑰花 10 克、红枣 3 枚。

【制法】将所有材料放入壶中，加水煮沸后闷泡 10 分钟，依据个人口感添加冰糖适量。

【功效】补中益气，平肝疏风。

【适宜人群】普遍适合。

● 二芽茶

【组成】炒麦芽 20 克、炒谷芽 20 克、陈皮 10 克。

【制法】将所有材料放入壶中，加水煮沸后闷泡 10 分钟，依据个人口感添加冰糖适量。

【功效】消食和胃。

【适宜人群】尤其适合腹胀、便秘、消化不良者饮用

谷雨适用药粥

● 白豆蔻粥

【组成】白豆蔻5克、粳米100克。

【做法】

(1) 白豆蔻打成细末。

(2) 粳米加水煮粥，粥将成时，撒入白豆蔻粉末，稍煮即可。

【功效】开胃健脾，理气消胀。

【适宜人群】尤其适合胸腹胀满、食欲不振者食用。

● 山楂麦芽粥

【组成】山楂15克、炒麦芽15克、粳米100克。

【做法】山楂、麦芽、粳米加水，同煮成粥即可。

【功效】健胃消食。

【适宜人群】尤其适合胃胀、消化不良者食用。

＞谷雨运动：不宜激烈运动＜

谷雨运动原则

谷雨时节，运动养生原则：选择能健脾助运、利水除湿的功法。

谷雨适用功法

● *传统功法*

操作：两脚平行开立，与肩同宽。宁神调息，舌抵上颚，气沉丹田，鼻吸口呼。两臂徐徐分别自左右身侧向上高举过头。十指交叉，翻转掌心极力向上托。使两臂充分伸展，不可紧张，恰似伸懒腰状。同时缓缓抬头上观，要有擎天柱地的神态，此时缓缓吸气。翻转掌心朝下，在身前正落至胸部高时，随落随翻转掌心再朝上，微低头，眼随手运，同时配以缓缓呼气。恢复如起势。稍停片刻，再如前反复练习五至七次。

本功法源自八段锦之双手托天理三焦。

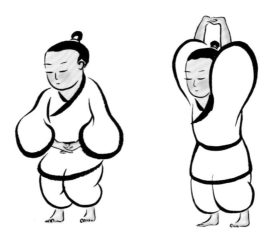

八段锦之双手托天理三焦

【小贴士】什么是"三焦"？

三焦是中医学中特有的脏象名称，指上焦、中焦、下焦，为六腑之一。从部位上分，上焦包括心、肺；中焦包括脾、胃；下焦包括肝、肾、膀胱、小肠、大肠等。分别属于胸部、上腹部和下腹部。三焦是体内脏腑功能的综合，也是气和水液运行的通路。

谷雨运动注意

不宜做过于激烈的运动，否则出汗太多，损耗阳气。此时，虽然即将进入立夏，但还属于春季，活动后需要多揉一下我们的关节。

现代体育：可以选择跳绳、游泳、球类、登山和跑步等。

〉谷雨经络调摄：太冲穴、阳陵泉穴、阴陵泉穴 〈

经络调摄原则

谷雨时节，经络调摄原则：疏肝利胆，健脾助运。

取肝经的太冲穴、胆经的阳陵泉穴按压，取脾经的阴陵泉穴进行按揉。

经络调摄方法

● **按压太冲穴**

详见雨水节气。此处不再赘述。

● **按压阳陵泉穴**

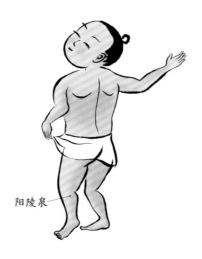

阳陵泉

【取穴】在小腿外侧，当腓骨小头前下方凹陷中。

【方法】取抱膝坐位。先以左手固定右膝，右手拇指向上按压右侧的阳陵泉穴。再以右手固定左膝，左手拇指向上按压左侧的阳陵泉穴。以腧穴局部有明显酸、胀、痛为度。按压频率为一呼一吸四五下，按压时长为5分钟。

【功效】阳陵泉穴为胆经合穴。合穴为五输穴之一。阳经的合穴五行属土。按压阳陵泉穴可以起到疏利肝胆的作用。

● 按揉阴陵泉穴

【取穴】位于小腿内侧，胫骨内侧髁后下方凹陷中，在胫骨后缘与腓肠肌之间。

【方法】取屈膝坐位。右手拇指向下按压右侧的阴陵泉穴，同时左手拇指向下按压左侧的阴陵泉穴。以腧穴局部有明显酸、胀、痛为度。按摩频率为一呼一吸四五次，按摩时长为 5 分钟。

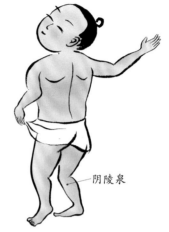

阴陵泉

【功效】阴陵泉为脾经合穴。合穴为五输穴之一。阴经的合穴五行属水。按揉阴陵泉穴可以起到健脾祛湿的作用。

谷雨养生小结

宜"晾晒"心事，愉悦心情。

宜早晚加衣，晨起及时补水。

宜食香椿、蒜苔，饮党参菊瑰大枣茶，喝山楂麦芽粥。

宜练习八段锦之双手托天理三焦。

宜按压太冲穴、阳陵泉穴，按揉阴陵泉穴以疏肝利胆，健脾助运。

不宜过度运动、过度出汗，不宜食发物，不宜感受寒湿。

水满有时观下鹭，草深无处不鸣蛙。

——《幽居初夏》

夏季养心

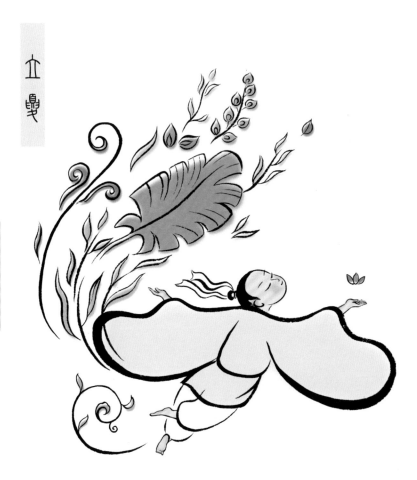

立夏，是二十四节气中的第七个节气，标志着夏季的开始。

自然界阳气渐长，天气转暖。人体心脏机能逐渐旺盛，人们精神抖擞。然而，心脏旧病，也易于发作。

因此，立夏养生应注意养护心阳。

立夏，四月节。立字解见春。夏，假也。物至此时皆假大也。

——《月令七十二候集解》

立夏，是二十四节气中的第七个节气，夏季的第一个节气，于每年公历五月六日前后交节，五月二十一日前后结束。《尔雅·释诂上》曰："夏，大也。"立夏，是指春天播种的植物到这时候开始长大了。立夏，是表示万物进入生长旺季的一个重要节气。

在古代，人们非常重视夏天的到来。《礼记》记载："立夏之日，天子亲帅三公九卿诸侯大夫以迎夏于南郊。"君臣身着朱色礼服，佩戴朱色玉饰，在都城南郊举行迎夏仪式。

人们把立夏当作夏天的开始，但是在气候学上，连续 5 天日平均气温在 22 ℃以上时才算夏天。此时，我国只有南方部分地区到达这一标准，其他地区依然是春季。

立夏时节，我国北方气温回升较快，降水依然短缺，土壤干旱会影响作物生长，这时要灌水抗旱。此时我国南方地区进入雨季。降水量增多会导致小麦易染赤霉病。人们会"增温降湿"，避免农作物大面积减产。

立夏初候，蝼蝈鸣。

立夏初时，蝼蝈开始鸣叫。

立夏二候，蚯蚓出。

立夏中期，冬季在土中冬眠的蚯蚓，开始从土中出来活动。

立夏三候，王瓜生。

立夏的最后阶段，王瓜开始长大成熟。

夏季养心

立夏与健康

自然界与人体

自然界的阳气完全出于地。阳气在大地之上，故名立夏。大地上的植物茁壮生长。从此时起，阳气开始向天空高处上升。气候上，天气转暖，但并未转热。

夏应心。心者，居人体高位，为君主之官，神明出焉。立夏时，循肝上升之元阳，完全出于脾，并开始逐渐上升入于心；循肺下降之元阴，从脾开始下沉，逐渐入于肾。

养生原则

宜养护心阳。忌心躁、大汗、冷饮。

此时天气转暖。人体心脏机能逐渐旺盛。然而，心脏旧病也易于发作。应注意养护心阳。

立夏精神调摄：宜补养心神，奋发向上

立夏尤应重视情志养生。

立夏后应保持神清气和，心情舒畅，力争做到"戒怒戒躁"，切忌大喜大悲，使自己养成急事不惊、烦事不争的心态。因为立夏后天气渐渐变得炎热，"暑易伤心"，高温天气更加易使人"心躁"。

立夏精神调摄要使自己做到心静自然凉。正如《摄生消息论》中所说："（夏季）更宜调息净心，常如冰雪在心，炎热亦于吾心少减，不可以热为热，更生热矣。"

立夏调神方法

中医认为，夏属火，心属火，火气通心。心有两种概念：一是心主血脉，指循环系统，推动血液流动。夏天人的心气比较旺，面色红润，说明血液循环良好；另一个是心藏神，主意识神态和精神活动，"心主神，为神明之用"，故人的精神思维活动与心有关。立夏后，人的阳气充足，呈现神采飞扬、精神抖擞的健壮气色，说明精神状态比较好。

立夏养心调神可从两方面着手：一要养神补益，可服用党参、太子参、西洋参、黄芪等以补气生神；二是少耗神，要静心安神，不得熬夜损神。

立夏心理养生

立夏，当奋发向上，力求进步。

从立夏这一天起，就应该开始努力地往上走，不要有任何的怀疑。"既来之则安之"，工作上选择了一个行业，就不犹豫，全心投

入学习它所有的知识。用一种当仁不让、奋发图强的精神，用"壮士一去不复回"的豪情壮志去担当。不过于计较小我的部分，等到秋天的时候，一定有所收获。

立夏之际，需要有"天行健，君子以自强不息""狭路相逢勇者胜"的精神。学会独立探索、独自承担，拥有创造能力，驾驭困难，迎接挑战。

立夏诗词赏析

客中初夏
宋·司马光

四月清和雨乍晴，
南山当户转分明。
更无柳絮因风起，
惟有葵花向日倾。

幽居初夏
宋·陆游

湖山胜处放翁家，槐柳阴中野径斜。
水满有时观下鹭，草深无处不鸣蛙。
箨龙已过头番笋，木笔犹开第一花。
叹息老来交旧尽，睡来谁共午瓯茶。

立夏起居：宜勤换衣、午休、防晒，不宜损心气

立夏宜及时换衣

立夏时节代表着夏季的开始。气温升高会导致人体大量出汗。汗液本身是没有气味的，只是汗液长时间滞留在皮肤和衣服上，便会发酵变质而有臭味，所以，大量汗出后要及时换衣。衣物应该选择棉、麻、丝等透气性、吸湿性好的面料。

立夏宜科学午休

立夏时节人体新陈代谢旺盛，易出汗、疲劳，所以可增加午休，可小憩、闭目养神，亦可听听舒缓音乐等。午休时间因人而异，一般以半小时到一小时为宜，不可时间过长，否则大脑中枢神经会加深抑制，醒后反而会有不舒服的感觉。

午睡醒后，不要立即起床去工作或学习，因为此时脑部供血量不足，会使人感到头脑昏沉。提倡午睡后，最好静躺10分钟后再起床。午睡姿势可选择平卧或侧卧，在腹部盖上毛巾被。不宜坐着打盹，会导致脑部供血减少，出现头晕脑胀。不宜伏案午睡，以免眼球受压，导致眼疾。

立夏宜清洁防晒

进入夏季后，气温陡然升高，各种病菌生长繁殖速度加快，应该注意室内通风，及时清洁居室，加强室内消毒，消灭蚊蝇。

此外，居室的布置也很重要，要在室内采取必要的遮阳措施，设法减少或避免一些热源和光照。窗户可挂上浅色窗帘，或在窗子玻璃上粘贴一层窗户膜，以求凉爽。由于白天室外温度高，如果太

夏季养心

阳光强烈的话，可以从上午十点至下午三点把门窗关好，并拉上浅色窗帘。

立夏不宜损心气

中医讲"夏气与心气相通""汗为心之液"。此时，若剧烈运动、大量汗出，或情绪过于激动，出现心烦急躁、心神不宁的情况，会损伤心气，引发心血管疾病。

建议立夏后选择相对平和的运动，如太极拳、散步、慢跑等。适当放缓生活节奏，听听舒缓的音乐，调养心态。尤其是老年人不可情绪过于激动。

● 立夏饮食：多食养护心阳之品 ●

立夏饮食调摄要点

立夏节气开始，人体同自然界农作物一样进入苗壮成长阶段。饮食要注意营养均衡且丰富多样。此时开始，可增加赤色食物的摄入，因赤色入心，夏季与心相应。

立夏节气，肝气渐弱而心气渐旺，此时应注意养护心阳，敛肝气。

立夏适用食材

● 豌豆

【来源】又名寒豆、雪豆。豆科植物豌豆的种子。

【性味归经】味甘，性平。归胃、脾经。

【功效】补中益气，解毒疗疮。

【搭配注意】与蕨菜搭配，易降低营养成分。

【适宜人群】尤其适合水肿、哺乳期女性食用。

【选购技巧】以鲜绿、饱满，豆荚水分多、无虫蛀、干瘪、腐烂者为佳。

● 蚕豆

【来源】又名胡豆、佛豆。豆科植物蚕豆的种子。

【性味归经】味甘，性平。归胃、脾经。

【功效】补脾益胃，清热利湿。

【搭配注意】与牡蛎搭配，易降低营养成分的吸收；与田螺搭配，易引起腹痛。

【适宜人群】尤其适合慢性肾炎、肾病水肿、冠心病以及脑力工作者食用。

【选购技巧】以豆荚新鲜饱满，皮色浅绿，无虫眼、杂质者为佳。

立夏适用食谱

● 豌豆枸杞炒肉

【原料】豌豆 300 克、猪里脊肉 100 克、枸杞适量。

【做法】

（1）豌豆剥出豆米，清水洗净后焯水。

（2）猪里脊肉，洗净切丁，加淀粉、酱油、料酒，葱姜等，搅拌均匀备用。

（3）起油锅，放肉丁滑炒至八成熟，捞出备用。

（4）另起油锅，葱、姜爆香，放入豌豆翻炒，汇入炒好的肉丁，再放入枸杞翻炒，加盐即可。

【功效】滋阴补肾，养血明目。

【适宜人群】尤其适合眼睛疲劳干涩、视力模糊、肢软乏力者食用。

● 葱香蚕豆

【原料】蚕豆 500 克、大葱 80 克。

【做法】

（1）蚕豆去壳，洗净。

（2）起油锅，放蚕豆煸炒，加盐继续翻炒 3 分钟，加一小碗清水。

（3）等水将要收干时，加入葱花翻炒至水干即可。

【功效】滋阴补肾，养血明目。

【适宜人群】尤其适合冠心病、脑血管病、肾病者食用；对蚕豆过敏以及消化不好、腹胀者不宜食用。

立夏适用药茶

● 枸杞龙眼茶

【组成】枸杞子 5 克、龙眼肉 5 克、绿茶适量。

【制法】

（1）将枸杞子、龙眼肉放入壶中，加适量水，大火煮沸后，小火煮半小时。

（2）用枸杞子和龙眼肉的煎煮液冲泡绿茶饮用。

【功效】滋肾养肝，补心安神。

【适宜人群】尤其适合心悸、失眠、多梦者饮用。

● 益气清心茶

【组成】太子参 5 克、莲子心 2 克、生甘草 3 克、白糖适量。

【制法】将太子参、莲子心、生甘草以开水冲泡，酌加白糖适量调味，代茶饮用。

【功效】益气清心除烦。

【适宜人群】尤其适合心悸气短、口干烦躁属气虚心火旺者饮用。

立夏适用药粥

● 立夏粥

【组成】豌豆50克、瘦肉50克、鸡蛋2个、笋干50克、香椿50克、胡萝卜50克、黑木耳50克、大米100克、糯米丸子若干。

【做法】

（1）鸡蛋摊成饼切丝，瘦肉、胡萝卜切丝，黑木耳、笋干、香椿切碎，依次下锅炒至断生，放盐和酱油调味。

（2）锅里加水和大米煮开，放入豌豆，米煮开花后放入糯米丸子，煮熟浮起。放入之前炒好的菜，一起煮开，加盐、酱油调味即可。

【功效】疏肝健脾，养胃补虚。

【适宜人群】普遍适宜。

● 燕麦红豆粥

【组成】燕麦50克、红豆50克。

【做法】燕麦、红豆提前洗净浸泡后放入锅中，加适量水，大火煮沸，小火熬煮成粥即可。

【功效】利水除湿，益气养心。

【适宜人群】尤其适合心脏病、肾病引起的水肿、脂肪肝、便秘者食用。

● 立夏运动：做好紫外线防护 ●

立夏运动原则

立夏时节，运动养生的原则：选择养护心阳的功法。

● *传统功法*

操作：取坐位，双髋双膝呈屈曲位，双小腿前后交叉，双足心贴床面，双眼闭合。双手十指交叉，双侧掌心握于膝前髌骨下缘。随着吸气双手合力向后拉膝关节五至七次，呼气时候双手放松，但足跟不离地。然后双小腿位置前后调换，余操作同上，同时完成叩齿、吐纳和咽液五至七次。

本功法源自明代高濂《遵生八笺》所载的陈希夷立夏坐功。

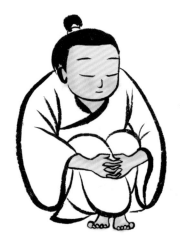

陈希夷立夏坐功

立夏运动注意

虽已立夏，但是部分地区早晚气温仍然偏低，因此要适时做好衣物的增减，免受寒邪侵袭。做好紫外线的防护，如佩戴运动墨镜、太阳帽和涂抹防晒霜等。

现代体育：可以选择一些室外活动，如公园慢步。不可剧烈运动，以免流汗太多，伤及心阳。

◆ 立夏经络调摄：少海穴、心俞穴 ◆

经络调摄原则

立夏时节，经络调摄原则：养护心阳。

拍心经的少海穴，按揉膀胱经的心俞穴。

经络调摄方法

● 拍少海穴

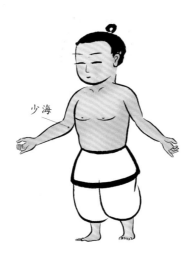

少海

【取穴】屈肘，肘横纹内端与肱骨内上髁连线之中点。

【方法】屈左肘，以右手掌心拍打左侧少海穴 5 分钟；再屈右肘，以左手掌心拍打左侧少海穴5分钟。拍打频率为一呼一吸四至五下，拍打力度以局部肌肉轻微震动，局部皮肤轻微疼痛为度。

【功效】少海穴为心经合穴。合穴为五输穴之一，阴经的合穴五行属水。拍打此穴可以滋补心阴，心阴可以为心阳提供必需的物质基础，从而达到以补心阴而养护心阳的目的。

● 按揉心俞穴

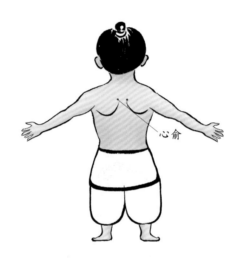

心俞

【取穴】在背部，当第五胸椎棘突下旁开一点五寸。

【方法】取俯卧位。在助手的帮助下进行按摩。准确取穴后，以双手拇指同时点按双侧心俞穴。左手拇指行逆时针按揉，右手拇指行顺时针按揉。按揉力度，以腧穴局部有明显酸、胀、痛为度。一呼一吸按揉四五次，按摩时长为5分钟。

【功效】心俞穴为背俞穴，背俞穴是五脏六腑之气输注于背部的腧穴。因此按揉心俞穴可以激发心经阳气。

立夏养生小结

宜补养心神，奋发向上。

宜及时换衣，注意防晒，科学午休。

宜食赤色食物以养心，如燕麦红豆粥、枸杞龙眼茶。

宜营养均衡，食豌豆枸杞炒肉，喝立夏粥。

宜饮益气清心茶，以益气清心除烦。

宜练习陈希夷立夏坐功。

宜拍少海穴、按揉心俞穴，以养心阳。

不宜大喜大悲、熬夜损神，不宜剧烈运动，不宜过早喝冷饮。

夏季养心

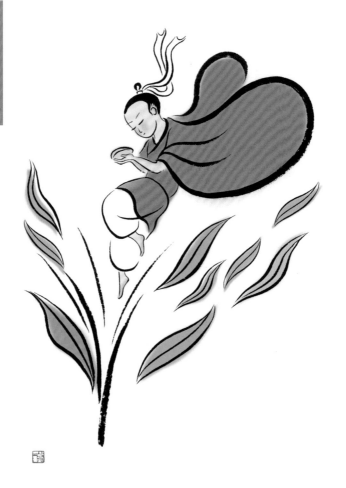

小满，是二十四节气中的第八个节气。

　　自然界阳气进一步增长，温度增高，雨水增多，暑热始显。人体感受暑热之邪，容易出现烦躁、情绪波动、失眠易怒等表现。

　　因此，小满养生应注意养护心阳，预防心火。

·小满物候·

小满，四月中。小满者，物致于此小得盈满。

——《月令七十二候集解》

小满，是二十四节气中的第八个节气，是夏季的第二个节气，于每年公历五月二十一日前后交节。小满的"满"字，既指作物颗粒饱满，也有雨水多的意思。小满时，麦子的籽粒开始饱满，但还未完全成熟，将满未满，所以叫小满。另外"小满小满，江河渐满"，小满和雨水、谷雨、小雪、大雪等一样，都是直接反映降水的节气。

旧时水车车水排灌于小满时启动，故在一些农村地区有小满节气祭车神的习俗。人们在水车上放置鱼肉、香烛等物品祭拜，祈求水源不断。我国古代江浙一带养蚕行业兴盛，人们会在小满节气举行祈蚕节。关中地区在小满时节有出嫁的女儿要回娘家探望的习俗，叫作"看麦梢黄"。

小满节气意味着进入了大幅降水的雨季。小满节气期间，江南地区往往是江河湖满。对于北方地区而言，小满的降雨量很小或无雨，而且日照时间长。所以小满时，北方一些地方的气温上升得很快，与南方的温差进一步缩小。

小满初候，苦菜秀。

秀是指开花。苦菜是一种野草。到了小满初时，各个品种的苦菜都开花了。

小满二候，靡草死。

靡草就是蔓草。在初春生长较早，在小满中期干枯。

小满三候，麦秋至。

古人把粮食作物生长的时间叫春，成熟的时间叫秋。小满的最后阶段，小麦基本成熟。

小满与健康

自然界与人体

自然界的阳气，在天地间继续上升。因日地距离变近，受太阳照射的作用，自然界的阳气逐渐蓄积。自然界温度升高，由暖转热。雨水增多，湿气增加。

元阳继续上升入于心，元阴继续下降沉入于肾。

养生原则

宜养护心阳，预防心火。忌自满、贪凉、油腻。

此时，温度增高，雨水增多，暑热始显。人体若感受暑热之邪，容易出现烦躁、情绪波动、失眠易怒等表现。应注意养护心阳，预防心火。

小满精神调摄：宜静心怡神，学会坚持

小满时节，要保持心情舒畅，宁神定志，神静心安。

此节气期间，人的心火偏旺。若情绪也剧烈波动，则心火极易偏盛。进一步可使风火相煽、心肝火盛，火盛扰乱心神，容易出现脾气暴躁、烦躁不安等病症。

现代医学研究认为，人的心理、情绪与体内的神经、内分泌、免疫系统关系密切。当人受到负面情绪影响时，身体的抵抗力会下降，容易患上各种疾病。尤其对于老年人而言，情绪剧烈波动后风火相煽，气血上逆，可引发高血压、脑血管意外等，危害更甚。

小满调神方法

小满和立夏同为初夏时节，在精神情志养生方面，总体上应静心怡神。

小满调养心神，应保持心情舒畅、胸怀宽广，避免烦躁不安，以防情绪中暑。可选择下象棋、写书法、绘画、吟诗、唱曲、垂钓等放松身心的养生方法，或选择散步、快走、打球、做操等形劳不倦、形劳神逸的养生保健方法，可使人们心情愉悦、情志安定。

小满心理养生

小满，当不自满，学会坚持。

小满，似乎已满，实际未满，是成长路上的分水岭。我们成长中的每一次角色的变化都是分水岭。如果分水岭分不好，就会引发问题，就会造成心理失衡、关系失衡。如果分水岭分得好，边界分得比较清晰，就不会过后把自己的问题强加给别人，也不会迁怒或者不负责任。

让我们学会适时审视人生路上的变化，学会适时调整、坚持不懈、不断潜心前行。

吴门竹枝词·小满

清·王泰偕

调剂阴晴作好年，

麦寒豆暖两周旋。

枇杷黄后杨梅紫，

正是农家小满天。

归田园四时乐春夏

宋·欧阳修

南风原头吹百草，草木丛深茅舍小。

麦穗初齐稚子娇，桑叶正肥蚕食饱。

老翁但喜岁年熟，馌妇安知时节好。

野棠梨密啼晚莺，海石榴红啭山鸟。

田家此乐知者谁？我独知之归不早。

乞身当及强健时，顾我蹉跎已衰老。

小满起居：宜赏谷麦、防病、防心火，不宜洗冷水澡

小满宜欣赏谷麦

小满时节，恰是夏熟谷物的籽粒开始饱满，但还不成熟的时候，是自然界丰收的前奏。

现在的人们，每日奔波于工作、学习、生活琐事之中，难于静下心来感受自然界的变化，及了解古人关于节气认知的智慧结晶。借此时节，人们可以带着孩子，举家走进大自然。进入农场中，一起感受农业生产的不易，感受中国传统文化的魅力。

小满宜未病先防

小满节气正值每年的五月下旬，气温明显增高，夹杂一些潮湿感，如若贪凉卧睡必将引发关节病、皮肤病等。因此，小满节气的养生中，我们要特别提出"未病先防"的观念。

● 预防关节病

气温逐渐升高，人们若图一时之快过度贪凉，如过早使用空调、凉席凉被等，容易引发关节疼痛、肌肉酸痛。针对此类疾病的预防，提倡人们切莫过度贪凉，避免睡眠时有过堂风。

● 预防皮肤病

初夏时节，气候逐渐出现闷热，这为皮肤病提供了条件，容易引发脚气、湿疹等。针对这类疾病的预防，提倡人们穿着透气性较好的衣服，勤洗澡换衣，少食辛辣刺激食物，多喝水，注意休息。

小满宜预防心火

小满节气，日长夜短，气温高，人体新陈代谢旺盛，消耗也大，容易让人产生内热。夏季对应中医五脏之"心"。在内热、外热交加的情况下，人们很容易出现心火旺盛的情况，如口腔溃疡、小便热痛、便秘、心烦易怒等症状。

日常起居生活中，可选用麦冬 3 克、生甘草 3 克、竹叶 2 克代茶饮，以取清心泻火之功效。

小满不宜洗冷水澡

随着小满时节气温的上升，有些人外出归来，往往喜欢洗冷水澡，这是错误的做法。

汗出不见湿。由于人体在阳光下吸收了大量的热，冷水澡会使全身毛孔迅速闭合，热量不能散发而滞留体内，会引起发热，还会导致脑部毛细血管迅速收缩，引起供血不足，出现头晕目眩，甚至引起昏厥。

所以，最好的办法是让身体慢慢落汗，带走身上大量的热，然后再洗澡。在洗浴时可适当采用药浴，这样可以更好地起到健体防病的作用。

● 小满饮食：多清淡少刺激 ●

小满饮食调摄要点

小满节气，气温逐渐上升，雷雨增多。饮食宜清淡，多吃新鲜蔬果，少吃油腻及刺激性食物，以免增加脾胃负担。

小满适用食材

● 黄瓜

【来源】又名胡瓜、刺瓜。葫芦科植物黄瓜的果实。

【性味归经】味甘，性凉。归胃、肺、大肠经。

【功效】清热解毒，利水消肿，生津止渴。

【搭配注意】与富含维生素C的食物一起食用，易降低营养物质的吸收。

【适宜人群】尤其适合糖尿病、肥胖、高脂血症、水肿、身热烦渴者食用。

【选购技巧】以瓜皮浓绿，瓜体饱满硬实，瓜身刺多扎手者为佳。

● 空心菜

【来源】又名蕹菜、蕹菜。旋花科植物蕹菜的茎叶。

【性味归经】味甘，性寒。归肝、心、大肠经。

【功效】清热解毒，凉血止血，润肠通便。

【搭配注意】与牛奶搭配，易影响钙吸收。

【适宜人群】尤其适合糖尿病、高血压、高脂血症、便秘者食用；体寒、腹泻者不适合食用。

【选购技巧】以菜叶宽大且鲜嫩，茎干纤细者为佳。

小满适用食谱

● 黄瓜胡萝卜口蘑汤

【原料】黄瓜 200 克、胡萝卜 200 克、口蘑 30 克。

【做法】

（1）黄瓜、胡萝卜、口蘑分别洗净切片。

（2）起油锅，放胡萝卜翻炒 3 分钟后加水。大火煮开后，放入口蘑片小火煨 15 分钟，放入黄瓜片，略煮 1 分钟，加盐、香油、葱花即可。

【功效】健脾利尿。

【适宜人群】尤其适合肥胖症、高血压、糖尿病、高脂血症、冠心病、术后体弱者食用。

● 蒜蓉空心菜

【原料】空心菜 500 克、大蒜适量。

【做法】

（1）空心菜洗净切段，大蒜切末。

（2）起油锅，下一半蒜蓉，炒香，放入空心菜，大火翻炒，加盐炒匀，再加剩下的蒜蓉即可。

【功效】润肠通便，解毒凉血。

【适宜人群】尤其适合便秘、痔疮、便血、糖尿病、高脂血症者食用。

小满适用药茶

● 山楂丹参茶

【组成】山楂 10 克、丹参 50 克、绿茶适量。

【制法】将山楂、丹参放入壶中，加适量水，煮沸后闷泡 10 分钟，依据个人口感调入冰糖或蜂蜜适量。

【功效】活血化瘀。

【适宜人群】尤其适合胸闷、胸痛、食欲不振、失眠者饮用。

● 五味枣仁饮

【组成】五味子 5 克、炒酸枣仁 10 克、生百合 5 克。

【制法】将五味子、炒酸枣仁、生百合一起放入壶中，加适量水，大火煮沸后闷泡 10 分钟，依据个人口感调入冰糖适量。

【功效】宁心安神，健脑益智。

【适宜人群】尤其适合心烦不寐、多梦、头昏、记忆力减退者饮用。

小满适用药粥

● 百合莲子红豆粥

【组成】百合 20 克、莲子肉 30 克、红豆 30 克、小米 100 克。

【做法】百合、红豆、莲子肉提前洗净浸泡后放入锅中，加适量水，大火煮沸，加小米，煮至粥成浓稠即可。

【功效】养心润肺。

【适宜人群】尤其适合失眠多梦、口干咳嗽者食用。

● 红枣桂圆鸡肉粥

【组成】红枣 50 克、龙眼肉 50 克、鸡胸肉 100 克、粳米 100 克。

【做法】

（1）鸡胸肉洗净，剁碎，用生粉、盐、料酒、蚝油腌制。

（2）将所有材料放入锅中，加适量水，大火煮沸，小火煮至粥成浓稠，加盐、香油调味即可。

【功效】健脾养心。

【适宜人群】尤其适合心脾两虚者食用。

小满运动：运动后不宜大量饮水

小满运动原则

小满时节，运动养生的原则：选择养护心阳，预防心火的功法。

小满适用功法

● 传统功法

操作：左脚向左横跨一大步成马步，两手自体侧拢气向前，向上到膻中穴前，再向下，两手反按大腿上，指尖相对。头向左侧倾斜，左肩沉降，左胯沉降，催动右胯与尾骨向右侧上翘摆动，目视右足尖的延长线方向，右臂绷直，左臂弯曲，以助尾部摆动。停顿片刻，躯干再缓缓摆至正位。随着两腿缓缓伸直，顺势两手臂向上、向外、向下划弧拢气回收，缓缓下落于体侧，同时收回左腿。再换右脚向右横跨，重复如上动作，如此左右交替五至七次。

同时，两手拢气上升时吸气，下落按于大腿时呼气。摇头摆尾时吸气，停顿时屏息，躯干逐渐摆正回收时呼气；吸气时意守下丹田，呼气、屏息时意守足心涌泉。

本功法源自八段锦之摇头摆尾去心火。

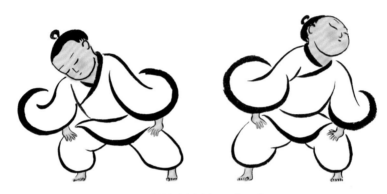

八段锦之摇头摆尾去心火

小满运动注意

运动前一小时要吃些主食或者水果之类，防止摄入热量过低，造成体力不佳。运动后不宜大量饮水，会给循环系统、消化系统增加负担，应该适量补充淡盐水，防止出汗过多导致电解质失衡。

现代体育：可以选择一些室外活动，如球类运动、游泳和健步走等。

小满经络调摄：神门穴、耳穴

经络调摄原则

小满时节，经络调摄原则：养护心阳，兼清心除烦，预防心火。
按压心经的神门穴，耳穴神门、耳尖压豆。

经络调摄方法

● 按压神门穴

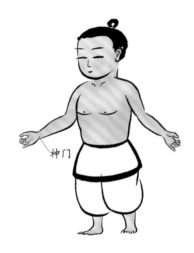

神门

【取穴】位于腕部，腕掌侧横纹尺侧端，尺侧腕屈肌腱的桡侧
凹陷处。

【方法】以左手握住右手腕部，左手拇指指腹按压在右手神门
穴上，力度以局部酸、胀、痛为度。频率为一呼一吸按压四五次，
按压 5 分钟，然后左右手位置互换，再以同样的方法按压左手神门

穴 5 分钟。

【功效】养护心阳。

● 耳穴神门压豆

【取穴】位于耳廓三角窝外下角。

【方法】双耳神门埋耳豆贴压，双手拇指食指指腹捏住神门处耳豆，并按压刺激该穴。力度以胀痛为度，频率为一呼一吸按压四至五次，按压 5 分钟，注意不要揉压，以免耳部皮肤破损。

【功效】安神定志，清心除烦，预防心火。

【小贴士】耳穴是什么？

耳与脏腑经络有着密切的关系。耳穴就是分布于耳廓上的腧穴，也叫反应点、刺激点。当人体内脏或躯体有病时，往往会在耳廓的一定部位出现局部反应，如压痛、结节、变色、导电性能等。利用这一现象可以作为诊断疾病的参考，或刺激这些反应点（耳穴）来防治疾病。

● 耳穴耳尖压豆

【取穴】位于外耳廓最上端，将耳廓向前折起时，耳廓上端最高点。

【方法】双耳耳尖埋耳豆贴压，双手拇指食指指腹捏住耳尖处耳豆，并按压刺激该穴。力度以胀痛为度，频率为一呼一吸按压四至五次，按压 5 分钟，注意不要揉压，以免耳部皮肤破损。

【功效】清热除烦，预防心火。

小满养生小结

宜静心怡神，当不自满，学会坚持。

宜欣赏谷麦，感受自然之变化。

宜预防心火、关节病、皮肤病。

宜饮食清淡，多食新鲜蔬果，如黄瓜、空心菜等。

宜饮山楂丹参茶、五味枣仁饮，食百合莲子红豆粥、红枣桂圆鸡肉粥，以活血化瘀，养心安神。

宜练习八段锦之摇头摆尾去心火。

宜按压神门穴，耳穴神门、耳尖压豆，以养护心阳、清心除烦。

不宜急躁、自满，不宜洗冷水澡，不宜食油腻、刺激性食物，不宜空腹锻炼、大汗淋漓，不宜运动后大量饮水。

夏季养心

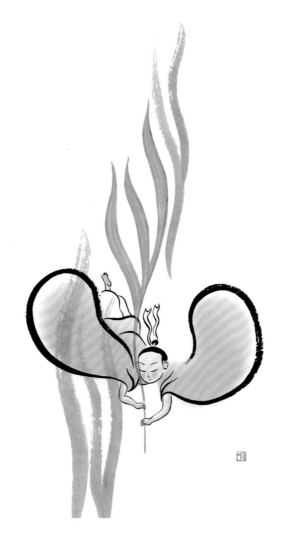

芒种，是二十四节气中的第九个节气。

此时，自然界由暖转热，雨水增多，湿气增加。湿热天气使人感到四肢困倦、精神萎靡不振；炎热天气也可导致心火旺盛，从而出现心烦、失眠的症状；暑天毛孔扩张，纳凉感寒，容易"热伤风"，出现低热、头痛、全身不适等症状。

因此，芒种养生应注意养护心阳，预防心火，去除暑湿。

❧ 芒种物候 ❧

芒种，五月节。谓有芒之种谷可稼种矣。

——《月令七十二候集解》

芒种，二十四节气中的第九个节气，夏季的第三个节气，于每年公历六月六日前后交节。芒种一词，最早见于两汉时期的著作《周礼》："泽草所生，种之芒种。"东汉郑玄释义曰："泽草之所生，其地可种芒种。芒种，稻麦也。"芒种的字面意思是，有芒的麦子快收，有芒的稻子可种。

芒种时节，百花开始凋零，民间有送花神的习俗。古人在这时举行祭祀花神仪式，送别花神，《红楼梦》中就有描写大观园送花神的段落。贵州东南部地区，侗族青年每年在芒种节气前后都举办打泥巴仗节，十分热闹。

芒种的气候特征是气温显著升高，雨量充沛，这个时节适宜水稻播种。从芒种开始一直到大暑，都是万物生长的旺季。冬小麦等待收割，春天种下的棉花进入生长高峰，夏玉米、夏大豆也要播种。因此，此时是农民一年中最忙碌的时期，也叫"忙种"。

芒种初候，螳螂生。

芒种初时，螳螂开始在田间出现。

芒种二候，鵙始鸣。

鵙，伯劳也。芒种中期，伯劳鸟开始在田间鸣叫。

芒种三候，反舌无声。

芒种的最后阶段，反舌鸟不再鸣叫。

自然界与人体

自然界的阳气，在天地间继续上升。因日地距离更近，受太阳温煦的作用，自然界的阳气继续蓄积。自然界温度继续升高，由暖转热。雨水增多，湿气增加。

元阳继续上升，继续入于心，并进一步蓄积。元阴继续下降沉入于肾。防心阳过度蓄积，形成心火。

养生原则

宜养护心阳，预防心火，祛湿邪。忌懒惰、受寒、生冷。

此时，湿热的天气使人感到四肢困倦、精神萎靡不振；炎热的天气也可导致心火旺盛，从而出现心烦、失眠的症状。应注意养护心阳，预防心火，去除暑湿。

● 芒种精神调摄：宜心神安静，乐观向上 ●

在芒种之后，炎热的夏天，人们应当调整呼吸，使心神安静。在此期间，应注意保持积极心态，尽量少发火、不发火。同时，也要根据个人情况培养兴趣，通过书画、音乐、读书、看报等，以利于调节精神情志，保持心情舒畅。内心清静，气定神闲，这样自然能安度湿热的芒种时节。

芒种调神方法

芒种炎热，人易烦躁。养心应让心情平静下来，心自然凉。

俗话说"心静自然凉"，其实是说在芒种等夏天的节气，调整精神、情志是养生保健的一个好办法。一方面，要胸怀宽阔，精神振奋，对外界事物有浓厚兴趣，培养乐观外向的性格，以利于阳气的宣通；另一方面，要注意调节情绪，"使志无怒"，切莫因天热、事多而恼怒忧郁，以免阳气升动太过，或阳气郁结不畅。

元朝邹铉《寿亲养老新书》记载："一者，少言语养内气；二者，戒色欲养精气；三者，薄滋味养血气；四者，咽津液养脏气；五者，莫嗔怒养心气；六者，美饮食壮胃气；七者，少思虑养神气。"这些对我们的芒种调养心神有很好的指导作用。

芒种心理养生

芒种，当把握得与失，抓住机遇。

在芒种这个季节，农事的关键就在于既要收，又要种。在心理上，有两层核心意思，一是不能只种不收，二是不能只收不种。即向外给予和向内获得的要平衡，就是一分耕耘一分收获。给我们的启示，可以理解为得与失或舍与得。

人生好比四季。有播种就有收获。在芒种这个节气，哪个是你可以收的？哪个是你可以种的？这就需要我们具有抓住机遇的能力。有时候，我们不成功，做得不潇洒，人生路走得不和谐，就要考虑是不是两条腿，一个收，一个种，这两个是否没有协调好。

为什么有好多人有焦虑症？有那么多人患得患失呢？究其原因就是没有把握好得与失。有时一味地付出没有收获，心理不平衡；有时一味地收获，不付出，最后不能心安理得。我们如果秉持帮助他人的初心，当向外去播种的时候，就不会只想着要收获，更不会想为了收获而去播种，相信这个芒种就更有意义。

芒种诗词赏析

时雨（节选）

宋·陆游

时雨及芒种，
四野皆插秧。
家家麦饭美，
处处菱歌长。

芒种后积雨骤冷

宋·范成大

梅霖倾泻九河翻，
百渎交流海面宽。
良苦吴农田下湿，
年年披絮插秧寒。

芒种起居：宜体验播种、合理穿衣、划舟，不宜受寒

芒种宜体验播种

有芒的麦子快收，有芒的稻子可种。所以，芒种是一年当中农民最忙碌的时候，既收获果实，又播种新的希望。

生活在城市中的人们，无法感受到劳作的辛苦与收获的喜悦。中医讲："顺应节气，天人合一。"可以根据居所的实际情况，在阳台种植一些应季的花草。虽不是农作物，但取其芒种之意，感受

节气对于生活的意义所在。如茉莉花，其叶色翠绿，花色洁白，清雅芳香，在这愈发炎热的夏季，使人有清凉舒缓的感觉。又如夏堇花，其花朵小巧，花色丰富，生长强健，适合种花初学者。

芒种宜合理穿衣

进入芒种，人们的夏装如何选择呢？

夏装的大小、肥瘦、覆盖体表面积的大小都与散热有一定关系。夏装可以以短衫、短裙、短裤为宜，衣服的开口部位要宽松，不宜过瘦，否则不利于通风散热。年老、体弱或有骨关节病的人群，可以穿着宽松、透气性好的长衣、长裤，避免受凉引发疾病。

夏季可以穿着浅色衣服。一般认为，衣服颜色不同，吸收和反射热量的强度也不同。颜色越深，吸热越强；颜色越浅，反射性越强，吸热性越差。

不提倡"露脐装"。肚脐是神阙穴所在，该穴在人体的经络中占有重要位置，是人体气机运转的重要枢纽。该穴无皮下脂肪组织，通透性强，很容易受寒，而出现不适症状。

不提倡赤膊。当气温接近或超过人的体温时，赤膊不但不凉爽，反而会感到更热。并且，赤膊汗出后受风，容易引发疾病。

芒种宜佩艾划舟

芒种时节多在我国的端午节前后，此时随着气温的升高，空气中的湿度也在增加。

端午节流传下来的民间习俗有挂艾草、菖蒲和划龙舟。正如古诗中描述："碧艾香蒲处处忙""鼓声三下红旗开，两龙跃出浮水来"。值此芒种节气，我们可以佩戴艾叶、菖蒲香囊，湖中划龙舟或划船，在传承民俗文化的同时兼顾养生。

生活中，可以用适量的艾叶、菖蒲装入透气性好的棉袋或丝绸袋中，佩戴在身上。两种中药有明显的挥发性，具有芳香祛湿、提神醒脑、驱赶蚊虫的功效。周末休息时，携全家参与划龙舟或划船，舒缓心情，可使夏季容易烦躁的情绪平静下来，既可养护心阳，又可预防心火。

芒种不宜受寒凉

"未食端午粽，破裘不可送。"

端午节没过，气温还会有冷的时候，御寒的衣服不要束之高阁。此时，人们仍要随着温度的变化，随时增减衣服，避免受寒。不要过早使用空调、电扇。

对于经期的女性来说，有些事情需要更为注意。长时间赤脚、游泳、洗冷水澡这些看似清凉的措施，是绝对不能做的；经期不要进食冷饮或过食寒凉的水果，如西瓜、葡萄等；经期不要穿着过于露背、露腰、露腹部的衣服。

芒种饮食：多清淡少油炸

芒种饮食调摄要点

芒种节气，要注意多补充水分。饮食宜清淡，做菜宜以蒸、炖、炒为主，避免油炸，可多摄入新鲜蔬果及豆类。

芒种节气，江淮地区处于梅雨季节，建议多吃健脾化湿的食物。

芒种适用食材

● 豇豆

【来源】又名豆角、长豇豆。豆科植物豇豆的种子。

【性味归经】味甘，性平。归脾、肾经。

【功效】健胃利湿，补肾涩精。

【搭配注意】与红薯、土豆搭配，易致腹胀。

【适宜人群】尤其适合糖尿病、肾虚、尿频、遗精者食用。

【选购技巧】以新鲜脆嫩，粗细匀称、籽粒饱满，没有病虫害者为佳。

● 苋菜

【来源】又名红苋菜、清香苋。苋科植物苋菜的茎叶。

【性味归经】味甘，性凉。归脾、胃、大肠经。

【功效】清热解毒，明目利肠。

【搭配注意】与山葵搭配，易中毒；与甲鱼搭配，易致胃胀。

【适宜人群】尤其适合骨折、贫血、临产孕妇、心脏病者食用。

【选购技巧】以根茎鲜嫩易掐断，根须少且短，叶身平直者为佳。

芒种适用食谱

● 豇豆炒肉丝

【原料】猪肉 200 克、豇豆 250 克。

【做法】

（1）猪肉切丝，用淀粉、葱、姜、料酒等腌制备用。

（2）豇豆洗净，切断。

（3）起油锅，下葱、姜、蒜爆香，下猪肉丝煸炒，再下豇豆，炒至熟时，加盐调味即可。

夏季养心

【功效】补脾益肾。

【适宜人群】尤其适合纳差消瘦、腰膝酸软、头晕眼花者食用。

● 番茄苋菜汤

【原料】苋菜 150 克、西红柿 150 克。

【做法】

(1) 苋菜洗净，西红柿洗净切块。

(2) 锅中加水煮沸，下苋菜、西红柿、适量盐，煮至汤熟即可。

【功效】清热生津，健胃消食。

【适宜人群】尤其适合高血压、骨质疏松、贫血、小便不利者食用。

芒种适用药茶

● 莲心茶

【组成】莲子心 5 克、生甘草 3 克、绿茶 3 克。

【制法】将莲子心、生甘草、绿茶一起放入壶中，沸水冲泡即可。

【功效】清心养神，泻火解毒。

【适宜人群】尤其适合烦躁不眠、手足心热、口渴咽干、口舌糜烂、小便短赤者饮用。

● 山楂荷叶水

【组成】荷叶 15 克、山楂 10 克、陈皮 5 克。

【制法】将荷叶、山楂、陈皮一起放入壶中，加适量水，大火煮沸后闷泡 10 分钟，依据个人口感调入冰糖适量即可。

【功效】健脾除湿，消食降脂。

【适宜人群】尤其适合高血脂、高血压、动脉硬化、肥胖者饮用。

芒种适用药粥

● 冬瓜赤豆粥

【组成】冬瓜 50 克、赤豆 50 克、大米 100 克。

【做法】所有材料放入锅中，加适量水，大火煮沸，小火煮至粥成浓稠即可。

【功效】利水祛湿。

【适宜人群】尤其适合痤疮、小便不利、水肿者食用。

● 扁豆茯苓粥

【组成】扁豆 30 克、白茯苓 30 克、陈皮 5 克、大米 100 克。

【做法】白茯苓、扁豆、陈皮洗净，白米淘洗干净，一同放入锅中，加适量水，大火煮沸，小火慢煲至粥成。

【功效】健脾利湿，理气开胃。

【适宜人群】尤其适合脾虚湿重、食欲欠佳者食用。

● 芒种运动：避免引起运动性损伤 ●

芒种运动原则

芒种时节，运动养生的原则：选择健脾祛湿的功法。

芒种适用功法

● 传统功法

操作：四肢撑地。双手向前移动一小步，双脚跟随双手往前走一大步。双脚靠近双手时，保持双手不动，双手向前呈俯卧撑姿态，然后双脚向后蹬，然后迅速收腿，回到蹲姿。双腿后蹬时，可平蹬，也可腾空蹬出。如此反复五至七次。

本功法源自南朝陶弘景《养性延命录》所载的华佗五禽戏之虎戏。

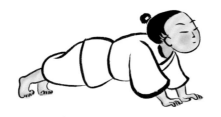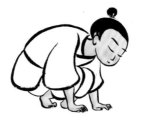

华佗五禽戏之虎戏

芒种运动注意

运动量和强度要循序渐进地增加，让身体逐渐适应处于温度上升期的天气，以免引起运动性损伤。随着温度上升，运动后会感觉燥热，但不要马上洗冷水澡、吹电扇、开空调。运动后全身毛孔打开，反而易受寒邪侵袭，致伤风、感冒。

现代体育：可以选择一些室外活动，如球类运动、游泳和健步走等。

● 芒种经络调摄：心包经、内关穴 ●

经络调摄原则

芒种时节，经络调摄原则：补心气以养心阳，祛暑湿。

取心包经刮痧，拍心包经的内关穴。

经络调摄方法

● 心包经刮痧

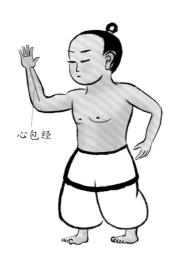

心包经

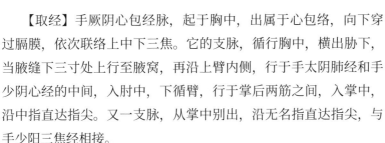

【取经】手厥阴心包经脉，起于胸中，出属于心包络，向下穿过膈膜，依次联络上中下三焦。它的支脉，循行胸中，横出胁下，当腋缝下三寸处上行至腋窝，再沿上臂内侧，行于手太阴肺经和手少阴心经的中间，入肘中，下循臂，行于掌后两筋之间，入掌中，沿中指直达指尖。又一支脉，从掌中别出，沿无名指直达指尖，与手少阳三焦经相接。

【方法】刮痧，用泻法。沿前臂内侧中间两筋之间，从手腕部向肘部刮拭。反复多次，以局部出痧或潮红为度。

【功效】心包为心之外卫，泻心包经，可以起到清心除烦，去除暑湿，预防心火的作用。

【小贴士】什么是刮痧？如何刮痧？

刮痧是以中医经络腧穴理论为指导，通过特制的刮痧器具和相应的手法，蘸取一定的介质，在体表进行反复刮动、摩擦，使皮肤局部出现红色粟粒状，或暗红色出血点等"出痧"变化，从而达到活血透痧的作用。

操作要点：

（1）充分暴露刮拭部位，在皮肤上均匀涂上刮痧油等介质。

（2）手握刮拭板，先以轻、慢手法为主，待患者适应后，手法逐渐加重、加快，以患者能耐受为度。应单向、循经络刮拭，遇痛点、穴位时重点刮拭，以出痧为度。

（3）刮痧后可适当饮用温开水，以助机体排毒驱邪。

● 拍内关穴

【取穴】位于前臂内侧正中，两筋之间，当腕横纹上2寸。

【方法】将左前臂掌心向上抬起与地面保持水平，以右手掌心拍打左侧内关穴5分钟，再将右前臂掌心向上抬起与地面保持水平，以左手掌心拍打右侧内关穴5分钟。拍打频率为一呼一吸四五下，拍打力度以局部肌肉轻微震动，局部皮肤微痛为度。

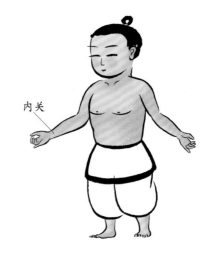

内关

【功效】内关穴为心包经穴，拍打此穴可以养护心阳。

芒种养生小结

宜安静心神，振奋精神，乐观向上。

宜体验播种，宜合理穿衣、佩艾划舟。

宜注意补水、饮食清淡，多食新鲜蔬果，如豇豆炒肉丝，番茄苋菜汤；暑热心烦者，可饮山楂荷叶水、莲心茶；梅雨季节，宜健脾化湿，可食冬瓜赤豆粥、扁豆茯苓粥。

宜练习华佗五禽戏之虎戏。

宜拍内关穴、心包经刮痧，以补心气、心阳，祛暑湿。

不宜恼怒、忧郁、怠惰，不宜裸露肚脐、赤膊，不宜多食生冷、油炸食物，不宜运动后冒风受寒。

夏季养心

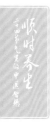

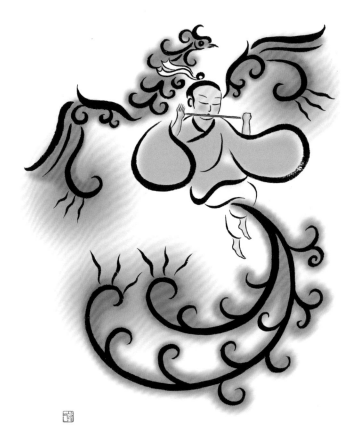

　　夏至，是二十四节气中的第十个节气。

　　此时，天地间阳气最盛，阳极而阴生。气温较高，雷雨多见，此时易患泌尿系统感染。

　　因此，夏至养生，应注意养护心气、心阴，祛暑湿。

夏至物候

夏至，五月中。《韵会》曰：“夏，假也；至，极也；万物于此皆假大而至极也。”

——《月令七十二候集解》

夏至，二十四节气中的第十个节气，夏季的第四个节气，于每年公历六月二十一日前后交节。每年夏至日当天，太阳几乎直射北回归线。北半球的白昼此时最长，且越往北昼越长。夏至过后，太阳直射地面的位置向南移动，北半球白昼开始减短。故民间有“吃过夏至面，一天短一线”的说法。

夏至时值麦收，自古以来就有在此时庆祝丰收、祭祀祖先之俗，以祈求消灾年丰。因此，夏至作为节日，纳入了古代祭神礼典。周代夏至祭神，意为清除荒年、饥饿和死亡。夏至前后，有的地方举办隆重的“过夏麦”，系古代“夏祭”活动的遗存。

夏至这天虽然日照时间最长，但并不是一年中天气最热的时候。接近地表的热量，这时还在继续积蓄，并没有达到最多的时候。夏至到小暑期间，我国大部分地区气温较高，日照充足，农作物生长较快，需水量较高，此时降水对农作物产量影响较大。夏至以后地面受热强烈，空气对流旺盛，易形成雷阵雨。这种雷阵雨骤来疾去，降雨范围小，人们称“夏雨隔田坎”。有诗云：“东边日出西边雨，道是无晴却有晴。”

夏至初候，鹿角解。

古人认为，鹿的角朝前生，属阳。夏至阳气开始衰，阴气开始生，所以阳性的鹿角开始脱落。与鹿同属一科的麋，角朝后生，属阴，所以在冬至才脱落。

夏至二候，蜩始鸣。

蜩，蝉也。夏至中期知了在夏至开始鼓翼而鸣。

夏至三候，半夏生。

半夏是一种药用植物。夏至的最后阶段，一阴生，天地间不再是纯阳之气，夏天也过半，故名半夏。

夏至与健康

自然界与人体

自然界的阳气上升至天地间的最高处。此时，天地间阳气最盛，并将下降至地面。阴气始出于深井之水面，并将上升入土。地表气温显著升高，地下深井水寒冷彻骨。

夏至时，元阳全部入于心，心阳达到最旺盛。在自然界的阳气长养下，人体元阳得以增强。元阴始从肾水出，并将上升入脾土。从夏至节气始，人体的元阳从心逐渐向脾土下降。

养生原则

宜养护心气心阴，祛暑湿。忌浮躁、熬夜、黏腻。

此时，天地间阳气最盛，阳极而阴生，属于淫邪的暑湿也逐渐增加。人体应注意养护心气、心阴，祛暑湿，才能更好地适应季节的变化

夏至精神调摄：宜保持兴趣，静心凝神

夏至要神清气和，快乐欢畅，心胸宽阔，精神饱满。

夏至是自然界阳气最旺的时节，精神情志养生，亦要顺应夏季阳盛于外的特点，注意养长阳气，着眼于一个"长"字。《黄帝内经·素问·四气调神大论》曰："使志无怒，使华英成秀，使气得泄，若所爱在外。此夏气之应，养长之道也。"就是说，要如万物生长需要阳光那样，对外界事物要有浓厚的兴趣，培养乐观外向的性格，以利于气机的通泄。如果懒怠厌倦，恼怒忧郁，则有碍气机通调，对身体不利。

夏至调神方法

夏至调神要保持神清气爽，做到心静自然凉。

夏至就是夏的极致，热到极点了就开始潮湿，夏至"一阴生"就是物极必反的意思。夏至后的特点，一个是特别热，再一个就是开始湿。这个节气人们容易苦夏，吃不好，睡不好，出汗多，没劲。在炎热天气刺激下，情绪一般处于易激动和不稳定状态。如果心理上存在一定的疾病因素的影响，一旦有外界刺激，就容易发生过激行为。所以，夏天要静心别浮躁，浮躁就容易吵架。

夏至养心在静心凝神。第一要静心，心静自然凉。静心要注意两方面：一方面要知足常乐，尽量想正面的东西不想负面的东西；另一方面要明白是什么导致烦躁，少说话，少管事，少噪音，少强光，晚上不要兴奋要安静，室内适当降温，温度太高难以睡眠。这是自身的问题，也是环境的问题。第二是要凝神，神凝则气聚，气聚则形全，形全就是身体好。

夏季养心

夏至心理养生

夏至，当适可而止。

夏至时"一阴生"，告诉我们：不要自虐，要适可而止。夏至这个节气是让我们来检查自己有没有用力过猛。如果我们用力过猛、过狠，会损害你的身体，损害你与他人的关系。这个时候，我们要适可而止。

适可而止，就是当你的事业做到如日中大的时候，你要收一收。这个叫放下，是守住阳气。夏至时节要继续管理我们的气，继续散发正能量，但要适可而止，不为难自己。越是在最猛的时候，越是要清醒。

那些未老先衰的人，那些英年早逝的人，那些猝死的人，有可能都是用力过猛，没有适可而止。他们往往是在什么时候用力过猛？都是在他人生最得意的时候。夏至就好比人生最得意的时刻。由此，在夏至的时候，你就要学会说"不"，学会停止。即留得青山在，不愁没柴烧。

夏至诗词赏析

夏至日作

唐·权德舆

璇枢无停运，
四序相错行。
寄言赫曦景，
今日一阴生。

竹枝词二首·其一

唐·刘禹锡

杨柳青青江水平，
闻郎江上唱歌声。
东边日出西边雨，
道是无晴却有晴。

夏至起居：宜补水、用檀香囊、洗温水澡，不宜贪凉

夏至宜及时补水

夏至节气，自然界天地间的阳气最盛，地表的温度显著升高。

为顺应外界的温度，身体往往会通过出汗来调节体温。所以，此时机体容易缺水，而水又是人体内不可缺少的物质，正如俗话说："宁可日无食，不可日无水"。所以，从夏至开始，人们在生活中要有意识地及时饮水，以补充身体缺失的水分，保持身体正常的新陈代谢。

夏至宜用檀香囊

夏至节气，天气会愈发的闷热潮湿，经常影响睡眠。

大家可以制作檀香囊，选用檀香1克、薰衣草20克、茉莉花20克。气味清新，置于卧室内或枕边，有助于放松身心，改善睡眠。尤其是檀香，性温，可入心经，具有镇静安神的作用。还可选用檀香1克、桑叶15克、野菊花20克制作香囊，用于清心除烦，适用于心烦、多梦的人群。

夏至宜洗温水澡

夏至节气后，人们汗出较多，提倡每日洗个温水澡。不仅可以洗掉汗水、污垢，使皮肤清洁凉爽，消暑防病，还可以起到保健身体的作用。

温水冲澡时的水压及机械按摩作用，会使体表血管扩张，加快血液循环，降低肌肉张力，从而起到消除疲劳、改善睡眠、增强抵

抗力的作用。

夏至节气，天气炎热，汗出较多，人们的毛孔常处于打开的状态。此时若不注意，身体易受风寒侵袭，引发疾病。

日常生活中，人们需要注意以下内容：

运动锻炼过程中，需要适当补水，可饮用淡盐温水或常温绿豆汤，切不可饮用大量冰水，更不能立即用冷水冲头、淋浴，否则会引起多种疾病。

睡眠时不宜直吹空调、电扇或过堂风。有空调的房间，室内外温差不宜过大，室温以不低于 25 ℃为宜。夏天无论多热，休息时都应在腹部盖上毛巾被，以免受凉。

☙ 夏至饮食：多酸味多咸味 ❧

夏至饮食调摄要点

夏至节气，人的消化功能相对较弱，饮食应以清淡为主，多吃杂粮，以养护肠胃。

夏至节气，人体出汗较多，应多食酸味以固表，多食咸味以补心，适当摄入苦味食物以清心火。

夏至适用食材

● 扁豆

【来源】又名眉豆、藤豆。豆科植物扁豆的荚果或种子。

【性味归经】味甘，性平。归胃、脾经。

【功效】健脾益气，和中化湿。

【搭配注意】与空心菜搭配，易影响消化吸收；与蛤蜊搭配，易致腹痛腹泻。

【适宜人群】尤其适合脾胃虚弱、积食、妇女白带较多者食用。

【选购技巧】以手感厚实，豆子饱满、圆润、硬实者为佳。

● 马齿苋

【来源】又名马齿菜、五行草。马齿苋科植物马齿苋的茎叶。

【性味归经】味甘、酸，性寒。归心、肝、脾、大肠经。

【功效】清热解毒，消肿止痛。

【搭配注意】与茼蒿搭配，易影响钙和铁的吸收；与甲鱼搭配，易中毒。

【适宜人群】尤其适合肺结核、消化道溃疡、肠炎、牙痛者食用。

夏至适用食谱

● 扁豆烧排骨

【原料】排骨 200 克、扁豆 200 克。

【做法】

（1）扁豆洗净，去头尾、去老筋，焯水后备用。

（2）锅内放水，下入排骨，烧开后捞出排骨，冲去浮沫。

（3）起油锅，下入八角与桂皮，爆香后放入排骨，再加料酒、生姜、大蒜、干辣椒、冰糖、老抽、生抽、蚝油，炒匀上色后，加适量热水，小火煮半小时。

（4）放入扁豆炒匀，焖煮约 5 分钟后，放入葱花即可。

【功效】健脾益胃，补虚益气。

【适宜人群】尤其适合体虚、女性白带较多者食用。

● 马齿苋饼

【原料】马齿苋 150 克、面粉适量、鸡蛋 1 个。

【做法】

（1）马齿苋洗净切碎，打入鸡蛋搅匀。

（2）加入面粉和盐，加水，调成流动的糊状。

（3）平底锅热油，加入面糊，烙至两面焦黄即可。

【功效】清热利湿。

【适宜人群】尤其适合糖尿病、口腔溃疡、心、脑血管疾病者食用。

夏至适用药茶

● 酸梅汤

【组成】乌梅 30 克、山楂 20 克、甘草 10 克、陈皮 3 克。

【制法】将所有材料放入锅中，加适量水，大火煮开后改小火熬制 40 分钟左右，根据个人口味调入冰糖即可。

【功效】生津止渴，消食和中，除烦安神。

【适宜人群】尤其适合口干渴、食欲不振、消化不良者饮用。

● 竹叶苦丁茶

【组成】竹叶 10 克，生甘草 3 克、苦丁茶 5 克。

【制法】将竹叶、苦丁茶、生甘草一起放入壶中，加适量水，大火煮沸后闷泡 10 分钟，依据个人口感调入冰糖适量即可。

【功效】清热除烦，生津利尿。

【适宜人群】尤其适合热病烦渴、小便短赤、口舌生疮者饮用。

夏至适用药粥

● 蒲公英粥

【组成】蒲公英 60 克、粳米 100 克。

【做法】

（1）蒲公英择净，入锅内，加水适量，水煎取汁。

（2）粳米淘洗净，入锅内，加水适量，大火煮沸，小火熬煮成粥，加入蒲公英汁，再煮一二沸即可。

【功效】清热解毒，消肿散结。

【适宜人群】尤其适合乳腺炎、乳房肿胀疼痛、扁桃体炎、疔疮热毒、胆囊炎、小儿暑痱、热结便秘者食用。

● 藿香粥

【组成】藿香10克、大米100克。

【做法】

（1）藿香择净，入锅内，加水适量，水煎取汁。

（2）大米淘洗净，入锅内，加水适量，大火煮沸，小火熬煮成粥，加入藿香汁，再煮一二沸即可。

【功效】芳香化湿，解暑发表。

【适宜人群】尤其适合脾胃湿阻、脘腹胀满、肢体重困、纳差食少、恶心呕吐者食用。

夏至运动：避免正午户外运动

夏至运动原则

夏至时节，运动养生的原则：选择养护心气、心阴的功法。

● 传统功法

操作：两脚开立，抬起脚跟，向上伸两臂，仿佛抓住两个环，然后脚跟落地，两拳下拉，屈肘于两侧，随即两手交叉抱头用力，稍停，然后一手抱头，屈髋，一手握拳伸向脚背。如此反复五至七次。

本功法源自南朝陶弘景《养性延命录》所载的华佗五禽戏之猿戏。

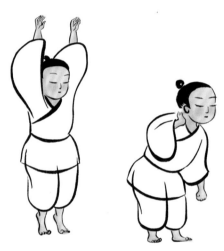

华佗五禽戏之猿戏

夏至运动注意事项

夏至时节天气炎热，要保持低运动量、短时间活动，避免在阳光强烈的正午时分到下午两点期间进行户外运动。因为这个时间段，紫外线特别强烈，会灼伤皮肤。运动后身体内的水分流失快，因此，需要及时补充水分。若条件允许，可以补充一些淡盐水。

现代体育：可以选择球类运动、游泳、跑步和室内健身运动。

夏至经络调摄：阴郄穴、曲泽穴

经络调摄原则

夏至时节，经络调摄原则：养心阴，护心气，祛暑湿。
取阴郄穴按压，拍曲泽穴。

经络调摄方法

● 按压阴郄穴

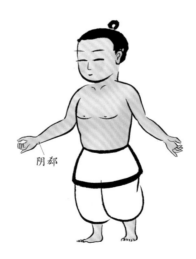

阴郄

【取穴】位于手腕部，尺侧腕屈肌腱桡侧端，腕横纹上半寸。
【方法】以左手握住右手腕部，右手拇指指腹按压在右手阴郄穴上，力度以局部酸、胀、痛为度。频率为一呼一吸按压四五次，按压5分钟，然后左右手位置互换，再以同样的方法按压左手阴郄穴5分钟。

【功效】阴郄穴为心经郄穴，按摩此穴可以起到益心气，止盗汗的作用，能防止大汗损伤心气。

【小贴士】什么叫郄穴？它有什么作用？

郄，是孔隙的意思。郄穴是脏腑气血藏聚的地方。它有补益脏腑气血的作用，临床多用于救急。

● 拍曲泽穴

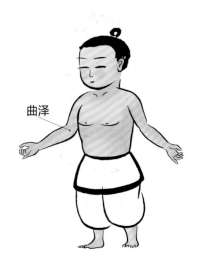

曲泽

【取穴】位于肘横纹中，当肱二头肌腱尺侧缘。

【方法】曲左肘，以右手掌心部拍打左侧曲泽穴5分钟，再曲右肘，以左手掌心部拍打左侧曲泽穴5分钟。拍打频率为一呼一吸四五下，拍打力度以局部肌肉轻微震动，局部皮肤轻微疼痛为度。

【功效】曲泽穴为心包经合穴，按揉此穴可以起到补益心阴，去除暑湿的功效。

夏至养生小结

宜保持兴趣，乐观向上，静心凝神，适可而止。

宜及时补水，使用檀香囊，洗温水澡。

宜饮食清淡、养护肠胃。

宜多食酸味以止汗，如酸梅汤；多食咸味以补心，如扁豆烧排骨；适当食苦味以清心火，如竹叶苦丁茶、蒲公英粥。

宜练习华佗五禽戏之猿戏。

宜按压阴郄穴，拍曲泽穴以补心阴，祛暑湿。

不宜烦躁伤心，不宜用力过猛，不宜贪凉、熬夜、饮食黏腻。

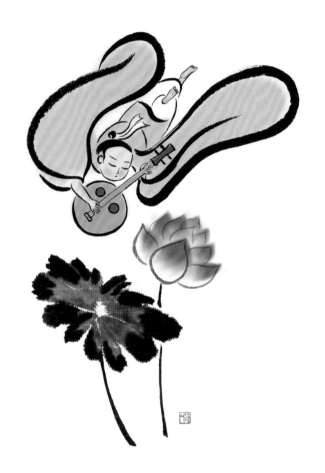

小暑，是二十四节气中的第十一个节气。

此时，自然界阳气积聚，暑热旺盛，易出现中暑，以及心悸、气短、乏力、胸腹胀满、身体沉重、舌苔厚腻等症状。

因此，小暑养生，应注意养护心气、心阴，祛暑湿。

小暑物候

小暑，六月节。《说文》曰："暑，热也。就热之中分为大小，月初为小，月中为大。今则热气犹小也。"

——《月令七十二候集解》

小暑，二十四节气中的第十一个节气，夏季的第五个节气，于每年公历七月七日前后交节。"暑"，即炎热。小暑就是小热，炎热的天气刚开始，但还没到最热的时候。

民间在小暑节气有"食新"的习俗，即在小暑过后吃新收获的粮食。通常小暑期间，开始入伏。头伏饺子，二伏面，三伏烙饼摊鸡蛋。头伏吃饺子是北方的传统习俗。

小暑气温较高，雨水充足，日照时间长。全国的农作物处于茁壮成长阶段，需要加强田间管理。小暑期间，南方平均温度在 26 ℃左右。七月中旬，部分地区平均气温高于 30 ℃，日最高气温可高达 35 ℃，这种高温天气对杂交水稻抽穗扬花不利，需要采取相应措施。小暑时节，我国南方大部分地区进入雷暴最多的季节，应及时做好雷暴的防护工作。

小暑初候，温风至。

小暑初时，气温较高，不再有凉风。

小暑二候，蟋蟀居壁。

由于炎热，蟋蟀离开了田野，在墙壁下避暑热。

小暑三候，鹰始鸷。

鸷，犹搏也，击也。小暑的最后阶段，地面温度太高，老鹰开始在相对清凉的高空中活动。

• 小暑与健康 •

自然界与人体

自然界充沛的阳气继续向地面下降。人在大地上，感受到从天而降的阳气所携带的大量热能，故小暑节后能明显感觉到气温的炎热。地面温度高，湿度高，由热转暑，暑热之气盛。

小暑节气后，人体的元阳继续从心向脾土下降，元阴从肾继续向脾土升浮。人体元阳在下降过程中，将继续吸收自然界的阳气，并得以继续增强。此时气温高，湿度大，容易形成湿邪困脾，人体出汗增加。汗为心之液。过汗，则损耗心阴、心气。

养生原则

宜养护心气、心阴，祛暑湿。忌心烦、过汗、辛辣。

此时，暑热旺盛。人体易出现中暑，以及心悸、乏力、胸腹胀满、身体沉重、舌苔厚腻等症状。故应养护心气、心阴，祛暑湿。

• 小暑精神调摄：宜静心除烦，消除心理"湿气" •

小暑精神养生仍要"静心"，做到"心静自然凉"。

小暑时节气候炎热，人容易烦躁不安，甚至发怒发火、伤神伤心。中医认为"心动则五脏六腑皆摇"，即心脏受损必然涉及其他脏腑。因此要特别重视精神情志的调养，宜少动多静，保持心态平和、情绪稳定，做到"心静自然凉"。遇到任何事情都要戒躁戒怒，使心情舒畅、心神安定、气血和缓、脏腑强健，确保我们度过难耐的夏季。

小暑调神方法

小暑养心调神应静心除烦。

小暑时节，天气特别热，特别闷。湿气大，暑热扰心。人的工作效率低，心情也不好，容易烦躁。天热汗多，暑伤气阴，体内的钙、镁、钾、钠等电解质代谢障碍，影响大脑神经活动，容易出现情绪行为异常。

这时候应该静心，心静自然凉。

静有两方面：一个是心态要好。心态要知足常乐，遇到不顺，要学会转移，进行冷处理；一个是行为要好。说话不伤人，要少言少语，低声慢语，减少消耗。特别热的时候，要停止或减少工作，或休假，或避暑。

小暑心理养生

小暑，当除心中的"湿气"。

小暑时节，人们要注意养护自己的身体，减少身体中的湿气。同时，也应同时注意养护我们的内心，减少我们心中的"湿气"。

中医认为，很多疾病的产生和人体内有"湿"密切相关。从心理视角来说，大部分人是有"心湿"的。这个"心湿"，即是说在个人的精神和心理上的"湿气"。这个心理上的"湿气"，就是在心里面有一些不良的情绪。比如，我们通常见到的抑郁情绪，都是长期的"心湿"所造成的。内心里面的"潮气""湿气"，不能得到及时的风干和晾晒，就会封闭起来。那么，久而久之就会转换成抑郁和冷漠等消极情绪，甚至心理障碍。

有抑郁心理障碍的人，往往是在春季爆发，而到了夏季往往就会变少。按照辩证的方法，在夏季小暑时节给心理除湿是比较好的。如果在这个时候去除湿，就顺应了自然的规律，不会伤及身体，会取得事半功倍的效果。

那么如何除心理"湿气"呢？之前谈到，在谷雨时节要晾晒，而在小暑时节尽量不要晒，可以用一种风干的方法。风，在心里象征着变化，是流动的，所以在小暑期间可以到处走动一下，开放一下自己，或者换一些事情做一做，尝试做点能找到自我价值的事。

小暑诗词赏析

纳凉
宋·秦观

携杖来追柳外凉，
画桥南畔依胡床。
月明船笛参差起，
风定池莲自在香。

喜夏
金·庞铸

小暑不足畏，深居如退藏。
青奴初荐枕，黄妳亦升堂。
鸟语竹阴密，雨声荷叶香。
晚窗无一事，步屧到西厢。

小暑起居：宜防中暑、晨练、防心脏病，不宜久坐木椅

小暑宜预防中暑

小暑节气正是进入伏天的开始，此时天气会明显的闷热，很容易造成中暑。

先兆性中暑，通常会表现为口渴恶心、头晕眼花、胸闷心悸、全身疲乏、异常出汗、体热等。对于这种情况，人们需要尽快到凉快的地方，或饮用一些解暑的饮品。

比起先兆性中暑，轻度中暑会严重一些。患者会出现发烧的症状，此时人们面色发红、胸闷气短、皮肤会感觉明显灼热，血压也会有下降的趋势。对于这种情况，人们可以选择一些解暑的药物进行救治。

重度中暑比上述情况要更严重。患者会出现昏厥、痉挛、高热等情况，此时要尽快将患者送入医院进行救治。严重情况下，中暑也会危及生命。

要想预防中暑，注意下面这些细节，将会对大家有所帮助。

● 穿着宽松的衣服

在炎热的夏天，穿宽松的衣服有助于体内热量的散发，也可以使汗液得到快速的挥发，从而很好地预防中暑。

● 多吃果蔬和富含蛋白的食物

新鲜的蔬菜和水果中含有丰富的维生素，可以提高抵抗力，预防中暑，如西红柿、西瓜、苦瓜等。同时在炎热的天气，要补充足够的蛋白质，可以多吃些蛋类、鱼、瘦肉、豆类以及豆制品等。

夏季养心

● 身边常备防暑药

外出的时候，可以随身准备一些防暑降温的药物，如：藿香正气水、十滴水等，一旦有中暑的先兆，可以及时服用。

【小贴士】什么时候适宜使用藿香正气水或十滴水？

藿香正气水主要用于夏季感受风寒湿邪所引起的疾病，治疗范围较广泛，可治疗夏秋的各种感冒及胃肠炎等，亦可用于中暑而引起的胃肠不适；而十滴水仅用于中暑证，即感受暑热或暑热挟湿而引起的头晕、昏迷、胃肠不适等。

● 保证充足的睡眠

高温天气，人的体力消耗较大，容易疲劳，出现中暑现象，所以要保证充足的睡眠，使身体得到充分的休息，保持精力充沛，能有效预防中暑。

小暑宜清晨运动

小暑节气虽然天气闷热，但人们也不可整日待在室内，要进行适当的活动，有助于身体湿气的代谢。

运动时间最好选择在清晨，既符合《黄帝内经》提倡的"早起"，又因清晨天气较凉爽，可避免因天气过热而大汗淋漓，损耗心阴、心气。场地可选择在公园、庭院、河湖水边等空气新鲜的地方。

小暑宜防心脏病

小暑以后，高温天气增多，心脏排血量明显下降，器官的功能减低，是高血压、冠心病等心血管疾病的高发季节。人们很容易出现活动后气短，活动耐力变差的情况，所以预防心血管疾病在小暑节气尤为重要。

需要注意哪些方面呢？白天气温过高时避免外出，不做剧烈活动，汗出后忌贪凉；保持平和心态，勿情绪激动，勿急躁；养成良好的生活习惯，戒烟酒，适当控制体重，膳食均衡，进食不可过饱，保证充足良好的睡眠。

小暑不宜久坐木椅

小暑时节，气温高，湿度大。

久置露天的木质椅凳，由于风吹雨淋，含水分较多，虽然表面看上去是干燥的，但经太阳一晒，便会向外散发潮气，在上面坐久了会诱发皮肤病、痔疮、关节炎等疾病。所以，此时不能长时间坐在露天的木质椅凳上。

▪ 小暑饮食：多清淡少油腻 ▪

小暑饮食调摄要点

小暑节气，天气炎热，饮食应清淡，不应摄入过多辛辣、高油、高糖、高脂肪的食物，应多选择酸甜、含水量高的新鲜瓜果蔬菜，来帮助促进食欲、补充水分。此外，小暑节气，虽然天气开始炎热，但冷饮、冷食也要注意，以免损伤脾胃。

小暑适用食材

● 苦瓜

【来源】又名癞瓜、凉瓜。葫芦科植物苦瓜的果实。

【性味归经】味苦，性寒。归心、脾、肝经。

【功效】清热消暑，解毒明目。

【搭配注意】与虾搭配，易中毒。

【适宜人群】尤其适合糖尿病、小便短赤、中暑、热病烦渴者食用。

【选购技巧】以瓜身直，两头尖，表面果瘤颗粒大且饱满者为佳。

● 番茄

【来源】又名西红柿、六月柿。茄科植物番茄的果实。

【性味归经】味甘、酸，性凉。归肝、肺、胃经。

【功效】清热解毒，凉血平肝，生津止渴。

【搭配注意】与螃蟹搭配，易中毒；和石榴搭配，易影响营养素的吸收。

【适宜人群】尤其适合心脏病、高血压、糖尿病、肾病、肝炎、牙龈出血、暑热烦渴者食用。

【选购技巧】以外形圆润，红色均匀，硬度适中，果蒂深且饱满者为佳。

小暑适用食谱

● 凉拌苦瓜

【原料】苦瓜 1 根、辣椒适量、蒜泥适量。

【做法】

（1）苦瓜洗净，去瓤后切成小条，焯水后，过凉开水浸凉，捞出，控干。

（2）红辣椒去蒂、去籽洗净，切细丝，用盐腌 5 分钟，挤干水分，将蒜泥与红辣椒丝拌匀，加生抽、香油，一起倒在苦瓜上，拌匀即可。

【功效】清热解毒，平肝明目。

【适宜人群】尤其适合眼睛红肿、咽喉肿痛、疮痈肿毒者食用。

● 糖拌西红柿

【原料】西红柿3个、白砂糖适量。

【做法】西红柿洗净，斜切等分的西瓜瓣，装盘，撒入适量白砂糖即可。

【功效】养胃滋阴，健脾益气。

【适宜人群】尤其适合暑热烦渴、咽干舌燥、食欲不振者食用。

小暑适用药茶

● 薄荷柠檬茶

【组成】薄荷5克、柠檬10克、绿茶5克。

【制法】将薄荷、柠檬、绿茶一起放入壶中，沸水冲泡，依据个人口感调入冰糖或蜂蜜即可。

【功效】消暑清热，生津止渴。

【适宜人群】尤其适合身热烦渴、头晕头痛、口臭者饮用。

● 金银花茶

【组成】金银花10克、生甘草3克、绿茶3克。

【制法】将金银花、生甘草、绿茶一起放入壶中，沸水冲泡即可。

【功效】清热解毒。

【适宜人群】尤其适合咽痛、牙龈肿痛、口疮者饮用。

小暑适用药粥

● 苦瓜菊花粥

【组成】苦瓜50克、菊花5克、粳米100克。

【做法】

(1) 苦瓜洗净去瓤，切小块，焯水。

(2) 粳米洗净，入锅中，加适量水，大火烧开水后，放入苦瓜和菊花，改小火煮至米烂粥稠即可。

【功效】清利暑热，止痢解毒。

【适宜人群】尤其适合痢疾、中暑烦渴者食用。

● 消暑三豆羹

【组成】绿豆 30 克、黑豆 30 克、红豆 30 克。

【做法】绿豆、红豆、黑豆提前洗净浸泡后放入锅中，加适量水，大火煮沸，改小火煮至粥成浓稠即可。

【功效】清热解暑，健脾化湿。

【适宜人群】尤其适合脾虚湿盛、水肿胀满、肢体重困者食用。

● 小暑运动：预防中暑 ●

小暑运动原则

小暑时节，运动养生的原则：选择祛暑湿的功法。

小暑适用功法

● 传统功法

操作：站立位，两手屈肘，伸掌，掌心朝上。用劲缓缓推动两掌向前，使两掌渐渐交叉。至肘伸直时，即缓缓用劲，使两臂左右外分。肩肘掌须平成直线，头如顶物，目须平视，呼吸自然。两臂仍伸直，运劲慢慢收至正前方，两掌交叉左在右上，或右在左上。然后，缓缓用劲，收两掌至腰部。如此反复五至七次。

本功法源自少林内功之风摆荷叶。

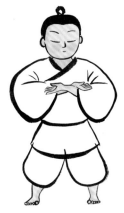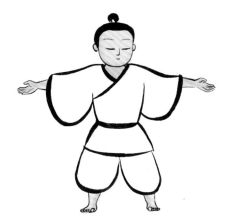

少林内功之风摆荷叶

【小贴士】何为少林内功？

少林内功是河南少林派气功的基本功法之一，以站裆为基础，着重于腰腿的霸力和上肢运动的锻炼。该功不强调吐纳意守，而是要求以力带气，即"练气不见气，以力带气，气贯四肢"。

裆式有：站裆、马裆、弓箭裆、并裆、大裆、低裆、悬裆和胯裆。其动作有：前推八匹马、倒拉九头牛、平手托塔、顺水推舟、仙人指路、运掌合瓦、风摆荷叶、凤凰展翅、怀中抱月、丹凤朝阳、两手托天、三起三落、顶天抱地、海底捞月、乌龙钻洞、饿虎扑食、磨腰扳腿、推把上桥、双龙搅水、双虎夺食等。其以持续地进行强度的等长性肌收缩为练功的准则，以增强体质。

小暑运动注意

预防中暑，小暑时节开始一年中最热的三伏天气。此时气温最高，骄阳似火，阳光中的紫外线强烈，故应预防发生中暑现象。

现代体育：建议以室内运动为主，如健身、游泳等，也可以进行少量的室外活动。

● 小暑经络调摄：膀胱经、厥阴俞 ●

经络调摄原则

小暑节气，经络调摄原则：补心气、心阴，祛暑湿。

膀胱经背部刮痧，取膀胱经的厥阴俞按揉。

经络调摄方法

● 膀胱经背部刮痧

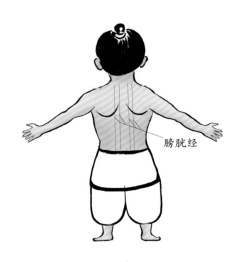

膀胱经

【取经】膀胱经，本经脉起于目内眦睛明穴，向上行于头，从头顶部分别向后行至枕骨处，进入颅腔，络脑，回出分别下行到项部，下行交会于大椎穴，再分左右沿肩胛内侧，脊柱两旁，到达腰部，进入脊柱两旁的肌肉，深入体腔，络肾，属膀胱。本经脉一分支从腰部分出，沿脊柱两旁下行，穿过臀部，从大腿后侧外缘下行至腘窝中。另一分支从项分出下行，经肩胛内侧，从附分穴挟脊下行至髀枢，经大腿后侧至腘窝中与前一支脉会合，然后下行穿过腓肠肌，出走于足外踝后，沿足背外侧缘至小趾外侧端，交于足少阴肾经。

【方法】取膀胱经背部经脉进行刮痧，用泻法。沿膀胱经背部循行两条线进行刮拭。由上到下，反复多次，以局部出痧或潮红为度。

【功效】膀胱经背部刮痧有去暑热，利湿的作用。

● 按揉厥阴俞

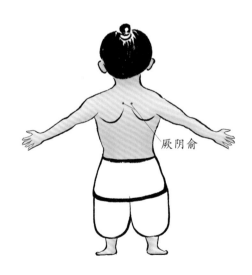

厥阴俞

【取穴】位于背部，第四胸椎棘突下，旁开一点五寸。

【方法】请助手用双手掌心按揉双侧厥阴俞穴5分钟，左侧逆时针，右侧顺时针方向按揉。力度以酸胀为度。频率为一呼一吸四五下。

【功效】厥阴俞为心之背俞穴，因此按揉此穴可以补心气、心阴。

小暑养生小结

宜静心除烦，消除心理"湿气"。

宜预防中暑，宜清晨运动，宜预防心脏病。

宜清淡饮食，多吃酸、甜味的瓜果蔬菜，如凉拌西红柿。

宜食苦瓜，饮薄荷柠檬茶、金银花茶、消暑三豆羹，以清利暑湿。

体虚者，宜三伏进补。

宜练习少林内功之风摆荷叶。

宜取膀胱经背部刮痧、按揉厥阴俞以补心气、心阴，祛暑湿。

不宜心烦，不宜大量出汗，不宜久坐木质椅凳，不宜过食辛辣、油腻食物，不宜贪凉。

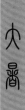

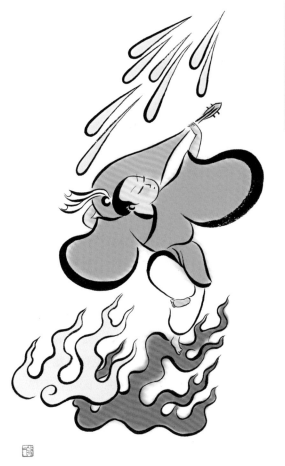

大暑，是二十四节气中的第十二个节气。

此时，气温全年最高，雨水丰沛，湿热交蒸，容易出现头晕、胸闷、多汗等症状。过食冷饮或受寒，可致阴暑症。

因此，大暑养生，应注意清暑益气，健脾助运。

大暑，六月中。解见小暑。

——《月令七十二候集解》

　　大暑，二十四节气中的第十二个节气，夏季的第六个节气，十每年公历七月二十三日前后交节。大暑相对小暑更加炎热，是一年中最热的节气。

　　大暑节气正值"三伏天"里的"中伏"前后。自古以来，民间都有大暑三伏天饮凉茶的习俗。这种中草药煮成的茶水有清凉祛暑的作用。福建莆田人在大暑节气这一天有吃荔枝的习俗，将荔枝浸于冷水之中，在暑热时取出食用，以消热解渴。浙江台州沿海，会在大暑时举行"送大暑船"的活动。

　　大暑是我国一年中气温最高的时期，是雷雨横行的节气。我国多地日平均气温可达35 ℃，甚至40 ℃也时有发生。尽管气候高温潮湿多雨，但大暑时节农作物成长最快。因为各地旱、涝、风灾最为频繁，所以各种防灾和田间管理任务很重。

　　大暑初候，腐草为萤。

　　大暑初时，夜晚萤火虫在腐败的草堆上出现。

　　大暑二候，土润溽暑。

　　溽，湿也。大暑中期，土地高温潮湿，人如在蒸笼之中。

　　大暑三候，大雨时行。

　　大暑的最后阶段是雨水最丰沛的时期，经常有高强度的降雨。

自然界与人体

自然界充沛的阳气继续向地面下降，直逼地面。暑热之气盛极。人感觉更加炎热。

四季之末应脾，大暑节气应脾。

大暑节气后，人体的元阳持续从心向脾土下降，并将抵达脾土。元阴从肾继续向脾土升浮，并将于十五天后抵达脾土。此时气温更高，湿度更大，湿邪更盛，脾气困倦、食欲下降、四肢酸软、多汗更加明显，心气、心阴容易不足。

养生原则

宜清暑益气，健脾助运。忌中暑、露宿、饮食不洁。

此时，气温全年最高，湿热交蒸。人体容易出现头晕、胸闷、多汗等症状。应注意清暑益气，增强人体脾胃功能。

大暑精神调摄：宜静心安神，预防"情绪中暑"

大暑精神调摄仍应做到"心静"，静心安神。

大暑是一年中最热的节气，炎热天气不仅会使人感到身体疲劳，还经常会暑热扰心，使人"肝火"妄动，出现心烦意乱、无精打采、思维紊乱、食欲不振、焦躁易怒等，这种现象被称为"夏季

夏季养心

情感障碍症"，俗称"情绪中暑"。现代医学研究证实，人的神经系统对气温、气压和湿度等自然要素的变化比较敏感。当气温超过35 ℃、日照超过 12 小时、湿度高于 80% 时，约有 15% 的人会出现情绪和行为的异常。高温的气候会影响人体情绪调节中枢，且致使正常的代谢失调，继而影响大脑的神经活动和内分泌水平，极易引发心理波动，出现情绪异常，于是产生"情绪中暑"症状。

预防"情绪中暑"，首先要做到"心静"。越是天热，越应做到心平气和，以避免不良情绪影响。

大暑调神方法

暑热扰心，应心平气和，静心安神，情绪上一定要保持乐观愉快，切不可急躁暴怒，要调养情志，保持心情舒畅。

大暑养心调神应做到以下这些方面：

一是要避免不良刺激，要调节自己的脾气、习气和个性，保持心平气和、心态清静、情绪稳定。

二是采用心理纳凉，可采用"心理暗示"和"心理纳凉法"等法调整情绪，想象自己处于大自然之中，绿树摇曳、青山绿水，使自己心旷神怡、心平气和、情绪稳定。

三是读书除去烦恼，选些史学和哲学名著，每天抽空一读，开卷有益。

四是放松心身，使脑体平衡，安排好运动和睡眠时间，调整生活起居和饮食，注意防暑降温，确保营养物质充分。

大暑心理养生

大暑，当管理情绪，防"情绪中暑"。"情绪中暑"对夏日养生和身心健康的危害甚大。

因此，在大暑这个时候，关注情绪、管理情绪是最为适合的了，正所谓"顺应天时"。

情绪没有好与坏之分。我们需要平等地去看待"喜、怒、悲、恐、惊"的价值和用处。只要能和谐相处，就会达到最好的状态。

对于个人的情绪，不提倡用"控制"，而应该去"管理"。

首先，应学会和它相处，看看它要怎么样，然后去顺应它。另外，情绪需要正当的表达。比如，首先要接纳悲伤，然后问悲从何来？同时允许流泪，允许抽泣。学会接纳自己，实现与情绪和谐相处。

大暑的时候，无论情绪的好坏，都会对我们的生活造成各种影响。所以，管理好自己的情绪，才是通向成功和快乐的最佳途径。

夏季养心

大暑诗词赏析

夏夜追凉
宋·杨万里

夜热依然午热同，
开门小立月明中。
竹深树密虫鸣处，
时有微凉不是风。

大热（五首其一）
宋·戴复古

天地一大窑，阳炭烹六月。
万物此陶镕，人何怨炎热。
君看百谷秋，亦自暑中结。
田水沸如汤，背汗湿如泼。
农夫方夏耘，安坐吾敢食！

大暑起居：宜赏荷、赏萤火虫、防暴晒，不宜夜露宿

大暑宜池边赏荷

"接天莲叶无穷碧，映日荷花别样红。"诗中正是描绘大暑节气前后荷花盛开的情景。

大暑节气，自然界暑热之气盛极，人们感觉更加炎热。荷花自古有"出淤泥而不染"的赞誉，给人以恬淡虚无、清新圣洁的感觉。站在凉爽的湖边，静静观赏荷花，有清暑宁心的舒畅感。

大暑宜赏萤火虫

萤火虫多出现在大暑时节，一片片黄绿色聚集在一起，美丽得令人向往。然而，繁忙的都市生活让我们忽视了人与自然的互动。

大暑节气的晚上，人们可以进入乡村，在农田、溪流、池塘边，欣赏萤火虫的美丽。既可以清凉避暑，又可以有心旷神怡的感觉。

大暑宜避免暴晒

大暑节气日照强烈，天气闷热，皮肤长时间直接暴晒在太阳下，容易引发日光性皮炎。

日光性皮炎可表现为皮肤红斑、水肿、瘙痒，甚至会出现水疱、脱屑等。所以，大暑节气要注意皮肤的防护，外出时可在裸露皮肤处涂抹防晒霜，穿着防晒服，打遮阳伞。

大暑不宜夜露宿

俗话说："小暑不算热，大暑在伏天。"大暑是我国一年中日照

最多、气温最高的节气。有些人贪图一时凉爽，喜欢在室外或阳台上露宿，这是非常不好的习惯，有损健康。

当人入睡以后，身上的汗腺仍在不断向外分泌汗液，整个身体处于放松的状态，抵抗力下降。但是，夜间气温下降，气温与体温之差逐渐增大，很容易招风受凉，导致头痛、腹痛、腹泻、关节痛等诸多不适。

大暑饮食：多清淡多苦味

大暑节气，高温酷热，心肝火旺，甚至出现中暑的多种症状，故饮食上应以清暑、解毒食物为主，可适当多吃苦味食物。

大暑节气，汗出过多，容易耗气伤阴，应多摄入益气养阴且清淡的食物来增强体质，多吃高蛋白食物和新鲜瓜果、蔬菜以补充维生素。

大暑适用食材

● 冬瓜

【来源】又名枕瓜、白冬瓜，葫芦科植物冬瓜的果实。

【性味归经】味甘、淡，性微寒。归肺、大肠、膀胱经。

【功效】清热利水，消肿解毒，生津除烦。

【搭配注意】与醋搭配，会降低营养价值。

【适宜人群】尤其适合小便不利、热病口干烦渴者食用。

【选购技巧】以外形匀称无斑点，瓜皮硬，肉质紧密，种子成熟成黄褐色者为佳。

● 丝瓜

【来源】又名天罗瓜、天吊瓜。葫芦科植物丝瓜的果实。

【性味归经】味甘、性凉。归肺、胃、肝经。

【功效】清热化痰，止咳平喘，祛风通络。

【搭配注意】与菠菜搭配，易致腹泻。

【适宜人群】尤其适合身热烦渴、痰喘咳嗽、产后乳汁不通者食用。

【选购技巧】以瓜身饱满有弹性，表皮平滑，纹路清晰突出，尾端花蒂黄绿色者为佳。

大暑适用食谱

● 竹荪冬瓜汤

【原料】冬瓜 300 克、竹荪 15 克。

【做法】

（1）竹荪冷水浸泡至回软，洗净后，切段。

（2）冬瓜洗净切块，入锅中，加水、盐、油，大火煮开，放入竹荪，继续煮 10 分钟即可。

【功效】清热利湿，益气养阴。

【适宜人群】尤其适合上火、食欲不振、小便不利者食用。

● 蛤蜊丝瓜汤

【原料】蛤蜊 300 克、丝瓜 200 克。

【做法】

（1）蛤蜊用淡盐水浸泡，吐尽泥沙后，清洗干净。

（2）丝瓜洗净去皮，切块。

（3）锅中加水，放入蛤蜊，煮至蛤蜊全部开口，加丝瓜，大火煮至丝瓜熟软，加盐、香油等调味即可。

【功效】清热利湿，化痰软坚。

【适宜人群】尤其适合咳嗽痰喘、产后乳汁不通、热病烦渴者食用。

大暑适用药茶

● 和胃调脾茶

【组成】白术 5 克、茯苓 5 克、薏苡仁 5 克、神曲 5 克、菊花 5 克、花茶 5 克。

【制法】

（1）将白术、茯苓、薏苡仁、神曲、菊花放入壶中，加适量水，大火煮沸后，小火煮半小时。

（2）用煎煮液冲泡花茶饮用。

【功效】除湿导滞，调和脾胃。

【适宜人群】尤其适合胃胀、食欲欠佳者饮用。

● 藿香佩兰饮

【组成】藿香 9 克、佩兰 9 克、绿茶 6 克。

【制法】藿香、佩兰洗净，和绿茶一起放壶中，用适量开水冲泡，闷泡 5 分钟即可。

【功效】清热化湿，解暑和胃。

【适宜人群】尤其适合夏季中暑、脘腹胀闷、身体困重、呕吐泄泻、口中甜腻者饮用。

大暑适用药粥

● 茯苓荷叶粥

【组成】茯苓 50 克、荷叶 50 克、小米 100 克。

【做法】

（1）荷叶加水煎汤去渣。

（2）茯苓、小米放入锅中，加入荷叶水，再加适量水，大火煮沸，小火熬煮成粥即可。

【功效】清热解暑，宁心安神。

【适宜人群】尤其适合暑热烦渴、头昏脑涨、小便短赤、神经衰弱、失眠者食用。

● 薄荷绿豆粥

【组成】薄荷5克、绿豆50克、粳米100克。

【做法】绿豆洗净，提前浸泡，和粳米一起放入锅中，加适量水，大火煮沸，小火煮至浓稠，加薄荷，继续煮5分钟即可。

【功效】清热解毒，消暑止渴。

【适宜人群】尤其适合暑热烦渴、头晕目胀、疮疖痈肿者食用。

大暑运动：选择早晨或傍晚运动

大暑运动原则

大暑时节，运动养生的原则：选择清暑益气，健脾助运的功法。

大暑适用功法

● 传统功法

操作：取双腿盘坐位，躯干朝南方。双肩关节前屈约30°，双肘关节伸直，双腕关节伸直，掌心向躯干侧，双手握拳状拄按于床面。双腿盘坐，两手作拳，拄按地面，拳心朝向体侧。臀部微起，重心前移，使两膝头着地，两臂伸直，重心压在两拳上，背部弓起，吸气，同时转头面向身后凝视片刻，随着呼气放松，恢复原位。左右各做五至七次。然后行叩齿、吐纳、咽津液法。

本功法源自明代高濂《遵生八笺》所载的陈希夷大暑坐功。

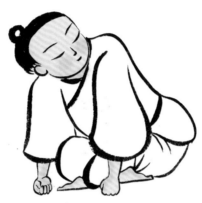

陈希夷大暑坐功

大暑运动注意

时间尽量选择在早晨或者傍晚，避免在温度过高或者湿度过大的环境中运动。活动前适当补充水分，活动中适当补充淡盐水，活动后短时间不要大量饮水，避免加重循环负担。做好预防中暑和腹泻的准备。

现代体育：建议以室内运动为主，如健身、球类运动和游泳等，也可以进行少量的室外活动，如散步等。

经络调摄原则

大暑时节经络调摄原则：清暑益气，健脾助运。

按揉大肠经的曲池穴、任脉的气海穴、任脉的建里穴。

经络调摄方法

● 按揉曲池穴

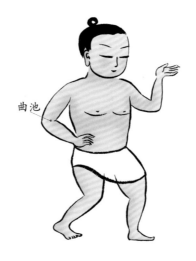

曲池

【取穴】屈肘，当肘横纹外端与肱骨外上髁连线之中点。

【方法】屈左肘，右手拇指指腹按压在曲池穴上，顺时针方向按揉该穴，力度以酸胀为度，频率为一呼一吸四五次，持续按揉5分钟。然后屈右肘，左手拇指以同样的方法逆时针按揉右侧曲池穴5分钟。

【功效】曲池穴为大肠经合穴，为全身清热要穴。按揉此穴可以起到清热、去暑的作用。

● **按揉气海穴**

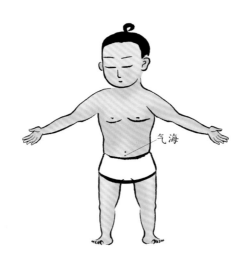

气海

【取穴】仰卧位，在前正中线，当脐下 5 寸处。

【方法】右手掌心按在气海穴上，顺时针按揉该穴。力度以小腹微胀为度。按揉 5 分钟，频率为一呼一吸四五次。

【功效】气海穴为任脉要穴，补气作用强大，按揉此穴可以快速补充人体消耗之气。

● 按揉建里穴

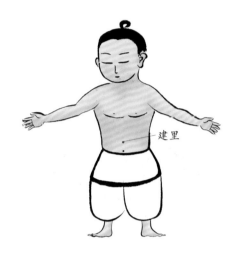

建里

【取穴】仰卧位，在前正中线，当脐上三寸处。

【方法】右手掌心按在建里穴上，顺时针按揉。力度以上腹部微胀为度。按揉时间5分钟，频率为一呼一吸四五次。

【功效】建里穴为任脉穴，善于健运脾胃，按揉此穴可以补益脾气，助脾运化。

大暑养生小结

宜静心安神，预防"情绪中暑"。

宜池边赏荷、赏萤火虫，以怡情养心。

宜食高蛋白食物和新鲜瓜果、蔬菜等清暑解毒的食物，如竹荪冬瓜汤、蛤蜊丝瓜汤、茯苓荷叶粥、薄荷绿豆粥。

宜饮和胃调脾茶、藿香佩兰饮，以和胃化湿。

宜练习陈希夷大暑坐功。

宜按揉曲池穴、气海穴、建里穴，以清暑益气，健脾助运。

不宜夜间露宿，不宜饮食不洁。

睡起秋声无觅处，满阶梧叶月明中。

——《立秋日》

秋季养肺

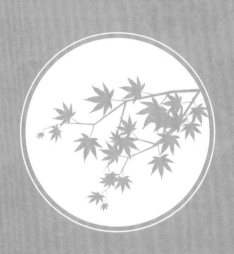

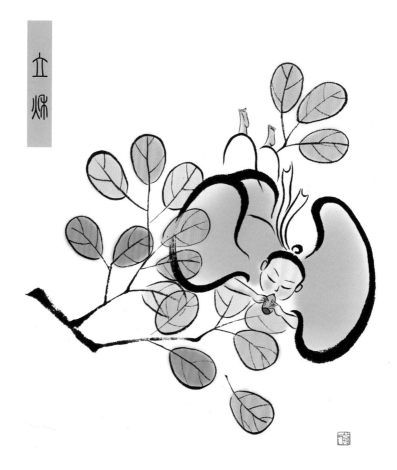

立秋，是二十四节气中的第十三个节气，标志秋天的开始。

此时，自然界阴升阳降，天气由暑转热，早晚有凉风。人体与自然相应，阳气开始收敛，新陈代谢减慢，情绪容易低落，人体抵抗力减弱，容易伤风感冒。此时，应顺应秋季阳气收敛的趋势，否则会导致肺气不降，出现咳嗽、喘息等，甚至影响冬季的健康。

因此，立秋养生，应注意护气阴，防温热。

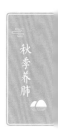

立秋物候

立秋，七月节。立字解见者。秋，揫也，物于此而揫敛也。

——《月令七十二候集解》

立秋，为二十四节气中的第十三个节气，秋季的第一个节气，于每年公历八月七日前后交节，八月二十二日前后结束。立秋的"立"是开始的意思，立秋表示炎热的夏天即将过去，秋天要开始了。《管子》曰："秋者阴气始下，故万物收。"即此时阳气逐渐减少，万物开始从茂盛趋向萧索成熟。

民间在立秋节气有"贴秋膘"的习俗。因夏天炎热，湿热交蒸，影响胃口，再加上劳作辛苦，到立秋时人们体重常较立夏时减轻，故需要吃一些炖肉、饺子等营养丰富的食物补养身体。

立秋虽然意味着秋天即将到来，但在气候学上，我国大部分地区还没有真正进入秋天，但气温已经有转凉的趋势。在气候学上，以连续五天的平均气温在 10 ～ 22 ℃为秋天的标准。故立秋时节，我国只有东北和新疆北部等地区进入了秋天，其他地区依然炎热。

立秋节气中国大部分地区气温仍然较高，各种农作物生长旺盛，对水分要求很高，故有"立秋雨淋淋，遍地是黄金"之说。

立秋初候，凉风至。

立秋初时，开始有凉风，早晚气温开始变凉。

立秋二候，白露降。

立秋中期，清晨会有雾气产生。

立秋三候，寒蝉鸣。

立秋的最后阶段，寒蝉开始鸣叫。

自然界与人体

立秋时，自然界的阴气从地下上升，抵达地面，并有出地面之势。自然界的阳气从天下降，抵达地面，并有入地之势。天气由暑转热，早晚有凉风，地面已经变凉。

秋应肺。肺者，居膈上，位胸腔中为相傅官。立秋时，元阴即将循肝，出脾土，上升至心。元阳从心，循肺，降入脾土。

养生原则

宜护气阴，防温热。忌悲伤、燥热、辛辣。

此时天气气温下降，虽仍然炎热，但早晚有凉风。人体与自然相应，阳气开始收敛，新陈代谢减慢，情绪容易低落，人体抵抗力减弱，容易伤风感冒，故应益气、生津、养阴。

立秋精神调摄：宜精神内守，淡泊宁静

立秋后应注意心理调适，最有效的方法就是注重心理调节，保持乐观情绪，做到内心宁静、神志安宁、心情舒畅，切忌悲忧伤感，同时还应收敛神气，以适应秋天容平之气。正如《黄帝内经·素问·四气调神大论》曰："秋三月，此谓容平。天气以急，地气以明，早卧早起，与鸡俱兴，使志安宁，以缓秋刑，收敛神气，使秋气平，无外其志，使肺气清，此秋气之应，养收之道也。"

现代医学认为，秋天的昼夜温差会使人体新陈代谢和生理机能都受到抑制，导致机体功能紊乱，进而使情绪低落，注意力难以集中，甚至还会出现心里烦躁、多梦、失眠等一系列症状，即人们通常所说的"低温抑郁症"。因此，遇到伤感的事，应主动予以排解，以避肃杀之气。

立秋调神方法

立秋后天高气爽，万物萧条，阳气内收，阴寒渐生，人当收敛神气。精神调养的原则也在收养。

古人云："养生在于保形，充形在于育气。养生在于宁心，宁心在于致诚。养诚在于尽性，不尽性不足以养生。"告诉我们要保持精神内守，少思、少虑、少欲，维持淡泊宁静的状态，调神贵在一个"静"字。立秋精神调养，要安养神气，宁神定志，平心静气，避暑乘凉，忌悲忧抑郁，不以秋至而增忧，当以收获季节的到来而高兴，并保持愉快的心情，以使肺气清肃，顺应秋天的容平之气。

立秋心理养生

立秋，当收获幸福与喜乐。

如果一年之计在于春，那么幸福之计就在于秋。春天，我们埋下希望的种子；夏天，我们努力地追寻；秋天，到了收获的季节，一种由衷的幸福喜乐感就会由内迸发出来。其实幸福无处不在，无时不在。走过春天，走过四季，不论是播种期望、努力追寻，还是收获喜乐，期间都充满着一种幸福感。在人生的旅途中，在成长的过程里，我们都对未来拥有美好期待，我们会朝着这个目标去努力、去追寻、去创造，我们全身心地投入，这个投入是获得幸福感的主要途径，幸福不知不觉地在其中流淌着。

幸福之计在于秋，让我们在忙碌的收获中停下脚步，改正患得患失的错误认知，重新认识幸福。

所谓幸福：

一是知足常乐。乐是幸福，常乐就是持续的幸福，上升到精神层面是有意义的快乐，这种幸福才可以长期存在。此外，还要有一种知足的能力，知道什么时候该加，什么时候该减，在一加一减转换期间能持续快乐。

二是活在当下。幸福有时不在远处，就在你身边。你今天收获到的，就是你最需要的。不要错失了当下的美好，而留下无尽的遗憾。

三是人生幸福的价值。幸福感取决于个人看待事物的角度和程度。在现代社会物质生活被极大程度满足的情况下，如果我们不通过理想、自我、追求、探索、良好的关系获得幸福，那就很难感受到人生幸福的价值了。

立秋诗词赏析

立秋夕有怀梦得

唐·白居易

露簟获竹清，风扇蒲葵轻。

一与故人别，再见新蝉鸣。

是夕凉飚起，闲境入幽情。

回灯见栖鹤，隔竹闻吹笙。

夜茶一两杓，秋吟三数声。

所思渺千里，云外长洲城。

立秋日

宋·刘翰

乳鸦啼散玉屏空，

一枕新凉一扇风。

睡起秋声无觅处，

满阶梧叶月明中。

立秋起居：宜"贴膘"、早睡早起，不宜频洗澡

立秋宜合理贴膘

在中国传统习俗中，有"立秋贴秋膘"的说法。就是在立秋时节，人们用吃炖肉的办法把夏天身上掉的"膘"重新补回，以恢复人体在夏季的消耗，同时为对抗冬季的寒冷储备能量。

但是，随着人们生活水平的提高，"贴秋膘"也要与时俱进。一要注意适量进补，不宜短时间内大量进食炖肉、酱肘子等肥甘厚味之品，以免壅塞脾胃，造成消化不良。二要注意体质差异，尤其是以下人群，不适合"贴秋膘"：脾胃湿热或胃火旺盛者，多表现为口干口苦，喜凉饮，口舌干裂生疮，或大便秘结等；老年人和幼儿，老年人脾胃功能减退，不易消化"大肉"，幼儿脏腑功能"娇嫩"，消化"大肉"不利；患有慢性胃肠疾病、严重心、脑血管疾病、痛风、胰腺炎的人群。

立秋宜早睡早起

《黄帝内经》记载："秋三月……早卧早起……。"立秋，标志着孟秋时节的正式开始。

秋季天气清肃，万物收藏，人的起居调摄应与气候相适应，才是养护身体的法则。在睡眠方面，要做到早睡早起，建议晚9点准备入睡，早晨5点起床。一般来说，成年人八小时左右的睡眠时间是最为健康的，而老年人可能要减少一二小时，青少年则可以视情况增加一二小时。另外，此节气多增加夜间的睡眠时间，还可以由此补偿夏日的睡眠不足。

秋季养肺

209

立秋宜赏桂花香

"桂花留晚色，帘影淡秋光。"丹桂飘香的时节，正是秋季的到来。

桂花是我国十大名花之一，因"桂"谐音"贵"，所以桂花又有荣华富贵的寓意。有些地方的习俗，新娘子要带桂花，寓意"早生贵子"。秋季易情绪低落，此时欣赏花色橙黄、气味浓郁的丹桂，不仅可以感受大自然的美好，还有沁入心脾、愉悦心情的美好。

立秋不宜频洗澡

初秋时节，白天仍然炎热，人们容易出汗。洗澡不仅可以洗掉汗水、污垢，使皮肤清洁舒适，还可以起到保健身体的作用。

但是，进入立秋之后，自然界湿气较前减少。"天人合应"，此时人体的皮肤会顺应节气，油脂分泌也会较前减少，皮肤容易变干，所以此时不宜像夏季一样，一日二次洗澡。尤其是老年人、皮肤干燥者，若洗澡过于频繁，会使皮肤干燥而发生皮肤瘙痒症。因此，建议立秋之后，一周洗四五次即可。

立秋饮食：多吃补气养阴之品

立秋饮食要点

立秋节气，此时虽已入秋，但暑热并没有完全退去，"秋老虎"盛行，气候早晚凉爽，白天气温仍较高。同时，立秋开始气候逐渐干燥，饮食方面应注意滋阴清热。

立秋节气，自然界和人体阳气逐渐开始下降，由夏季的生长开始向秋季的收藏转变。经历整个夏季之后，人体的能量也消耗减少，此时饮食调摄方面应注意增加营养和能量的摄入，增加补气、养阴之品。

秋季，五行为金，在人体应肺，颜色为白色。因此，立秋开始应注意多摄入白色食物。

立秋适用食材

● 茄子

【来源】又名落苏、茄瓜。茄科植物茄的果实。

【性味归经】味甘、性凉。归脾、胃、大肠经。

【功效】清热解毒，活血消肿。

【搭配注意】与螃蟹、墨鱼搭配，易致腹痛腹泻。

【适宜人群】尤其适合高血压、动脉硬化、发热、咯血、便秘者食用。

【选购技巧】以形状周正、颜色乌暗、皮薄、无裂口、不腐烂、无斑点的嫩茄子为佳。

● 茭白

【来源】又名茭瓜、菰笋。禾本科植物菰的花茎基部膨大而成的地下嫩茎。

【性味归经】味甘，性寒。归肝、大肠、胃经。

【功效】清热解毒，利尿通便。

【搭配注意】与富含蛋白质和钙的食物搭配，易产生结石。

【适宜人群】尤其适合高血压、黄疸肝炎、产后缺乳、长期饮酒、骨质疏松者食用。

【选购技巧】以笋身直且饱满，肉质肥大，肉色洁白，新鲜柔嫩无异味者为佳。

秋季养肺

立秋适用食谱

● 拌茄子

【原料】茄子 500 克。

【做法】

(1) 茄子洗净切断,置蒸锅中,大火蒸至茄子变软。

(2) 大蒜捣成泥,葱、姜切末,加香油、酱油、醋调匀,制成味汁。

(3) 待茄子稍凉后,淋入味汁,拌匀即可。

【功效】解毒消肿。

【适宜人群】尤其适合高血压、高脂血症、动脉硬化、便秘、肥胖者食用。

● 茭白炒蘑菇

【原料】茭白 300 克、口蘑 60 克。

【做法】

(1) 茭白、口蘑洗净切片。

(2) 起油锅,葱、姜爆香,放茭白翻炒,再放口蘑一起翻炒至熟,加盐调味。

【功效】健脾补虚,利尿通便。

【适宜人群】尤其适合糖尿病、便秘、肥胖者食用。

立秋适用药茶

● 茅根竹蔗水

【组成】茅根 100 克、竹蔗 1000 克、胡萝卜 150 克、马蹄 150 克。

【制法】

(1) 茅根、竹蔗分别洗净切段,马蹄、胡萝卜分别去皮,切成小块。

（2）把所有材料放入锅中，加入适量水，大火煮开后转中小火煮半小时即可。

【功效】清热凉血，利尿生津。

【适宜人群】除虚寒体质外，一般人群均适宜，孕产妇酌情饮用，尤其适合热病津伤、心烦口渴、肺燥咳嗽、便秘者饮用。

● 百麦安神饮

【组成】百合 30 克、淮小麦 30 克、大枣 10 克、生甘草 6 克。

【制法】所有材料冷水浸泡半小时，加适量水，大火煮沸后转小火煮半小时即可。

【功效】益气养阴，养心安神。

【适宜人群】尤其适合心慌、心烦易躁、失眠多梦者饮用。

立秋适用药粥

● 杏仁红豆粥

【组成】杏仁 20 克、红豆 30 克、大枣 20 克、大米 100 克。

【做法】杏仁、红豆提前洗净，浸泡后，放入锅中，加适量水，大火煮沸，小火熬煮成粥即可。

【功效】润肺止咳，利尿消肿。

【适宜人群】尤其适合咳喘、水肿、便秘者食用。

● 雪梨粥

【组成】雪梨 100 克、大米 100 克、冰糖适量。

【做法】雪梨洗净，去核切小块，和大米、适量冰糖一起放入锅中，加适量水，大火煮沸，小火熬煮成粥即可。

【功效】生津解渴，养阴润肺。

【适宜人群】尤其适合口渴烦躁、咳嗽、咽干者食用。

秋季养肺

立秋运动：注意温度骤降

立秋运动原则

立秋时节，运动养生的原则：宜选择护气阴，防温热的功法。

立秋适用功法

● **传统功法**

操作：取盘坐位，上身略前倾，双臂垂直置于两侧，双肘伸直，双手掌心向下置于双膝外侧。随着呼吸的节律进行含胸收腹。在屏住呼吸时，引身向上，身体重心略前移，停顿后复原，如此操作五至七次。然后，叩齿、咽津、吐纳而收功。

本功法源自明代高濂《遵生八笺》所载的陈希夷立秋坐功。

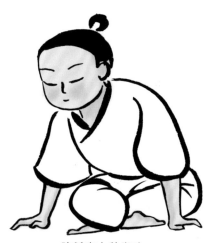

陈希夷立秋坐功

立秋运动注意

虽已立秋，但是仍有高温和高湿度的天气存在，活动时间还是宜选择早晨或者傍晚，但也应该注意温度骤降，以防出汗受风着凉。做好紫外线的防护和及时补充因出汗流失的水分。

现代体育：可以选择一些室内活动，如游泳、跳绳和球类运动等。

立秋经络调摄：太渊穴、鱼际穴

经络调摄原则

立秋时节，经络调摄原则：护气阴，防温热。
按压手太阴肺经的太渊，按揉鱼际穴。

经络调摄方法

● 按压太渊穴

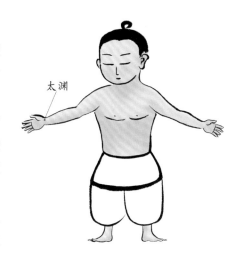

太渊

【取穴】在腕部，腕横纹与桡侧腕曲肌腱交点内侧缘，当桡动脉搏动处。

【方法】以左手握住右手腕部，右手拇指指腹按压在右手太渊穴上，力度以局部酸、胀、痛为度。频率为一呼一吸按压四五次，按压5分钟，然后左右手位置互换，再以同样的方法按压左手太渊穴 5 分钟。

【功效】太渊为肺经原穴，为肺脏原气留止的地方。因此，按压此穴可以起到益护肺气的作用。

● 按揉鱼际穴

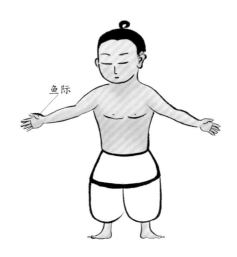

鱼际

【取穴】在手掌大鱼际部，当赤白肉际交界，第一掌骨桡侧缘中点处。

【方法】屈肘，以左手握住右手掌桡侧，左手拇指指腹按揉右手鱼际穴，力度以局部酸、胀、痛为度。频率为一呼一吸按压四五次，按揉 5 分钟，然后左右手位置互换，再以同样的方法按压左手鱼际穴 5 分钟。

【功效】鱼际为肺经荥穴，五行属火，有清热的作用。因此，按压此穴可以起到清除温热邪气防止人体气阴受损的作用。

立秋养生小结

宜精神内守，淡泊宁静，收获幸福与喜乐。

宜根据体质合理"贴秋膘"，宜早睡早起，宜赏桂花。

宜吃养阴清热的食物，如凉拌茄子、茭白炒蘑菇、茅根竹蔗水、百麦安神饮、杏仁红豆粥、雪梨粥等。

宜练习陈希夷立秋坐功。

宜按压太渊穴、按揉鱼际穴，以收护气阴，防温热。

不宜悲忧伤感，不宜频洗澡，不宜进食辛辣、燥热的食物。

秋季养肺

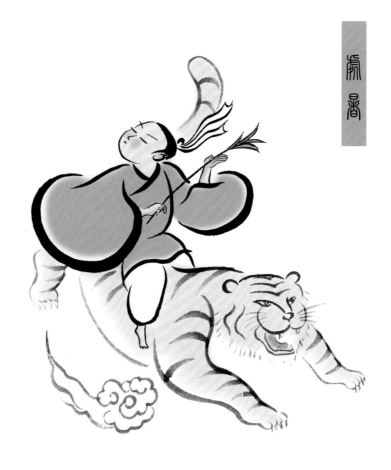

处暑，是二十四节气中的第十四个节气。

此时，白天热，早晚凉，降水少，容易出现温燥伤人，表现为皮肤干燥、瘙痒，眼睛干涩，口舌干燥等。此外，景色变化易催生悲伤的情绪。

因此，处暑养生应注意防温燥，养胃阴。

处暑物候

处暑，七月中。处，止也，暑气至此而止矣。

——《月令七十二候集解》

处暑，为二十四节气中的第十四个节气，秋季的第二个节气，于每年公历八月二十二日前后交节，九月八日前后结束。小暑、大暑表示暑热之气的程度，处暑的"处"是停止的意思，处暑表示暑热过去了，要向凉爽的日子过度了。

处暑之后，是渔业收获的时候，浙江沿海地区会在处暑期间举办开渔节。在休渔结束的那天举办盛大的仪式，欢送渔民出海打鱼，热闹非凡。

处暑时节，我国大部分地区气温逐渐下降，炎热的夏天即将结束，是气温的转折点。气候特点是白天热，早晚凉，昼夜温差大，降水少，空气湿度低。处暑后很快加入秋收时节，此时降雨减少对产量影响明显，遇到干旱要及时浇灌。

处暑初候，鹰乃祭鸟。

处暑初时，鹰感秋天肃杀之气开始捕杀诸鸟，先陈列而后食，如祭祀状。

处暑二候，天地始肃。

处暑中期，天地有寒冷、草木开始掉落之象。

处暑三候，禾乃登。

处暑的最后阶段，农作物成熟。

≡ 处暑与健康 ≡

自然界与人体

自然界的阴气继续上升出地面。阳气继续下降，进入地下。处暑节末，白天仍较热，早晚明显转凉，炎热的夏天即将结束。

人体的元阴继续从脾土升发，上升入心。元阳继续下降，下降入脾。

养生原则

宜防温燥，养胃阴。忌情绪波动、过劳、饮食辛辣。

此时，白天仍然较热，空气干燥，容易出现温燥邪气损伤人体水分。人体会感到皮肤干燥、瘙痒，眼睛干涩，口舌干燥等。故此时应养胃生津，防温燥。

≡ 处暑精神调摄：宜收敛神志，安静性情 ≡

处暑处于夏秋之交，天气由热转凉而风劲急，地气肃而物变色，自然界出现一片肃杀的景象，人们易触景生情而产生悲伤的情绪，不利于人体健康。因此，要使情绪稳定，以防肃杀之气对人体的影响，就要收敛神气，使人的情态与"秋收"相应，以顺应秋季养"收"之机。

处暑调神方法

处暑时要注意收敛神志，使神志安宁、情绪安静，切忌情绪大起大落。

精神调养方面，宜精神内守，安静性情，保持少思、少虑、少欲，处于淡泊宁静的状态，调神贵在一个"静"字。秋季天高气爽，万物萧条，阳气内收，阴寒渐生，人当收敛神气。例如，平时可通过听音乐、练习书法绘画、钓鱼散步等方式以安神定志、怡情养心。

处暑心理养生

处暑，当学会顺应，无为而为。

孔子曰："四十而不惑。""四十不惑"是说人生走到这个阶段已没有更多的疑惑，也真正地明白有些能为，有些不能为。既不像少年舍我其谁，又不像暮年感觉自己什么也没有。

处暑，就好似人生四十的这个阶段。不是如日中天的大暑，也不是身陷低谷的冬天。有些事你会觉得怎么做也做不到，觉得自己"英雄无用武之地"，但又逃避不了，有心无力，那你就需要面对这个事实，适时地把握，学会与问题和谐共存。

与问题同行，就是将解决问题划分为三份去进行处理：先向别人倾诉，自我化解现实生活的部分；再接纳现实，消除悲伤情绪的部分；再接受所经历的部分并升华，正性理解并转化其意义。就像很多事情是你无法改变的，也掌控不了的，你需要顺应。有时顺应也是一种掌控，"无为而无不为"，有些事你做了不见得好，有时不做比做更好。

在"处暑"这一生命过渡阶段，如果我们学习顺应自然的发展规律，学会掌控无为化解的处世境界，那么实现美丽人生就会更加容易。

题郊居（节选）

唐·陆龟蒙

强起披衣坐，徐行处暑天。

上阶来斗雀，移树去惊蝉。

莫问盐车骏，谁看酱瓿玄。

黄金如可化，相近买云泉。

处暑

宋·吕本中

平时遇处暑，庭户有馀凉。

乙纪走南国，炎天非故乡。

寥寥秋尚远，杳杳夜光长。

尚可留连否，年丰粳稻香。

处暑起居：宜赏秋景、防病、缓解秋乏，不宜贪凉

处暑宜赏秋收景

"春种一粒粟，秋收万颗子。"处暑时节，正是秋季大丰收的时候。此时，人们可以携老带幼，一起到乡下农田或农场中欣赏秋收的场景，感受"稻花香里说丰年"的喜悦。借此时节，走进大自然，感受"天人合一"。

"谁知盘中餐，粒粒皆辛苦。"在收获的同时，也可看到农民朋友的辛劳，警醒自己和教育孩子，珍惜粮食，珍惜劳动成果。

处暑宜防时令病

初秋的天气变化无常，早晚与中午有一定的温差，加之气候逐

渐干燥，此时容易出现秋季"时令病"，也就是秋季易得的一些常见病、多发病，比如感冒、气管炎、过敏性鼻炎、胃炎、关节炎等。

在此节气，人们要注意适当保暖，早晚多添一件薄外衣，尤其是年老体弱者和儿童，防止因着凉而生病；要注意室内通风，建议晨起、傍晚各通风 20 分钟，以保持室内空气流通与清新，减少呼吸道疾病的发生。

日常生活中，我们要有"未病先防"的意识。针对秋季过敏性鼻炎的预防，可有以下方法：少去杂草丛生的地方。减少过敏原的接触是预防过敏最有效的办法。如果不得不去花草较多的地方时，要戴好口罩，尽量减少花粉接触量；增强运动，提高体质。可以根据自己的体质情况，选择适当的运动方式，比如健走、游泳等。中医讲"正气存内，邪不可干"，抵抗力提高，过敏的症状也会在一定程度上随之减弱。

处暑宜缓解秋乏

俗话说："春困、秋乏、夏打盹。"处暑过后，天气由热转凉，很多人都会有懒洋洋的疲劳感，也就是所说的"秋乏"。

日常起居中，一些方法可以帮助人们缓解秋乏的症状，保证充足的睡眠。首先，顺应秋季的养生特点，人们要早睡早起。除此之外，处暑节气仍可以延续夏季午休的习惯，使人们有充足的睡眠。要想睡眠质量好，提倡"睡前五忌"：忌饮酒、茶或咖啡；忌晚餐过饱；忌情绪激动；忌过于疲劳；忌噪声干扰。在工作和生活的环境中摆上几盆绿色植物，室内适当放置一些能吸收二氧化碳等的花草，可改善环境的供氧情况，一定程度上可缓解"秋乏"状态。还可梳头、叩齿与搓面。经常梳理头发，可以扩张头皮下毛细血管，促进新陈代谢，保持头脑清醒，消除疲劳。上下牙齿相互磕一磕，既可以保持牙齿健康，还有助于提神醒脑。用双手揉搓面部，可使面部红润，还可促进面部血液循环，亦有益于改善脑部血液循环，缓解疲乏感。

处暑不宜再贪凉

"处"是终止的意思，处暑节气代表炎热的酷暑结束。

"天人合一"，人体要与自然界的变化相顺应。处暑时节，人们要顺应天气的变化，做好一定的保暖，不要贪凉。白天只要室温不高，就不要开空调。可采取开窗的形式，使空气流动，保持室内凉爽。夜晚要关好门窗，入睡前腹部、关节盖薄被，防止秋风流通，引发脾胃受凉和关节痛。

处暑饮食：多吃健脾利湿之品

处暑饮食要点

处暑节气时，暑气至此而止，饮食调摄方面应少食冷饮和性味寒冷的水果，多食用健脾利湿之品，恢复因夏季暑湿损伤了的脾胃功能。

处暑适用食材

● 菱角

【来源】又名腰菱、水栗、菱实。菱科植物菱的果实。

【性味归经】味甘，性凉。归脾、胃经。

【功效】清热除烦，健脾益气。

【搭配注意】与蜂蜜搭配，易引起消化不良；与猪肚搭配，易引起腹痛。

【适宜人群】除过敏体质、脾胃虚寒者不适宜食用外，一般人群均适宜。

【选购技巧】以果壳易剥，肉质白净脆嫩，清香多汁者为佳。

● 银耳

【来源】又名雪耳、白木耳。银耳科植物银耳的子实体。

【性味归经】味甘，性平。归肺、胃、肾经。

【功效】补肺益气，养阴润燥。

【搭配注意】与富含草酸的食物搭配，易降低营养成分的吸收。

【适宜人群】尤其适合肺病、肝病、癌症、高血压、神经衰弱者食用。

【选购技巧】以色泽鲜白微黄，朵形圆整，大而美观，气味清香者为佳。

处暑适用食谱

● 沙参麦冬炖鸡汤

【原料】鸡块 500 克、沙参 20 克、麦冬 20 克。

【做法】

（1）鸡块洗净，冷水下锅，焯水后捞出，用冷水冲洗干净。

（2）将鸡块、沙参、麦冬放入砂锅，加足量水，大火煮开，撇去浮沫，小火慢炖。

（3）出锅前加入适量盐即可。

【功效】养阴清肺，益胃补虚。

【适宜人群】尤其适合久咳、病后体虚、抵抗力低下者食用。

● 莲子百合煲猪肚

【原料】猪肚 1 个、莲子肉 50 克、鲜百合 20 克。

【做法】

（1）猪肚用面粉、盐分别揉搓，反复清洗干净。

（2）锅内加适量水，放入猪肚，大火烧开，焯去浮沫，捞出猪肚，冲洗干净。

（3）将猪肚、莲子肉放入砂锅，加足量水，大火煮开后转小火慢炖两小时。

（4）加入鲜百合，煮 15 分钟，加盐调味即可。

【功效】润肺益脾，养心安神。

【适宜人群】尤其适合虚劳瘦弱、抵抗力低下、食欲不振、神经衰弱者食用。

处暑适用药茶

● 生脉茶

【组成】五味子 5 克、人参 5 克、麦冬 5 克、花茶 3 克、冰糖适量。

【制法】用开水冲泡后饮用，冲饮至味淡。

【功效】益气养阴。

【适宜人群】尤其适合肢体倦怠、气短懒言、口干渴、汗出不止者饮用。

● 元参茶

【组成】元参 10 克、麦冬 10 克、绿茶 3 克、冰糖适量。

【制法】用开水冲泡后饮用，冲饮至味淡。

【功效】滋阴降火。

【适宜人群】尤其适合热病烦渴、便秘、自汗、盗汗、咽喉肿痛者饮用。

处暑适用药粥

● 沙参粥

【组成】南沙参 30 克、粳米 100 克。

【做法】南沙参煎汁去渣，同粳米一起放入锅中，加适量水，大火煮沸，小火熬煮成粥即可。

【功效】养阴清肺，祛痰止咳。

【适宜人群】尤其适合肺热燥咳、虚痨久咳、阴伤咽干喉痛者食用。

● 菱角莲子粥

【组成】菱角 50 克、莲子 50 克、大米 100 克。

【做法】菱角、莲子提前洗净、浸泡后，同大米一起放入锅中，加适量水，大火煮沸，小火熬煮成粥即可。

【功效】健脾益气。

【适宜人群】尤其适合脾胃虚弱、病后体虚、抵抗力低下、食欲不振者食用。

处暑运动：选择早晨和傍晚运动

处暑运动原则

处暑时节，运动养生的原则：选择能防温燥，养胃阴的功法。

处暑适用功法

● **传统功法**

操作：取站档势，两手上提腰间成仰掌，继续上提至胸前，翻掌四指相对，掌心向前，推运至正前方，肘欲伸直，腕、肘、肩在同一水平面上，头勿低，身勿倾；然后直掌收回，落于腰间。如此反复练习五至七次，结束时恢复站档势。

本功法源自少林内功之顺水推舟。

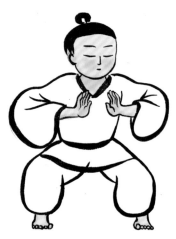

少林内功之顺水推舟

处暑运动注意

虽至处暑，天气的温度和湿度仍处于很高的水平，运动时间尽量选择在适宜温度的时间点，如早晨和傍晚。

现代体育：可以选择室外和室内的活动，如健步走、爬山、游泳和快跑等。

处暑经络调摄：大陵穴、胃俞穴

经络调摄原则

处暑时节，经络调摄原则：防温燥，养胃阴。

取心包经的大陵穴按压，取膀胱经的胃俞穴按揉。

经络调摄方法

● 按压大陵穴

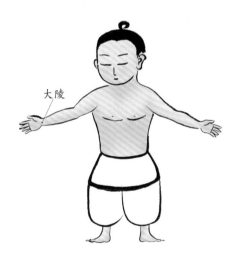

大陵

【取穴】在手腕部，当腕横纹正中，掌长肌腱与桡侧腕屈肌腱之间凹陷中。

【方法】以左手握住右手腕部，右手拇指指腹按压在右手大陵穴上，力度以局部酸、胀、痛为度。频率为一呼一吸按压四五次，按压5分钟，然后左右手位置互换，再以同样的方法按压左手大陵穴 5 分钟。

【功效】大陵穴为心包经输穴，擅清心肺上焦邪热，按压此穴可以起到防温燥，清邪热的作用。

● 按揉胃俞穴

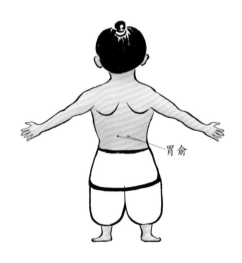

胃俞

【取穴】俯卧位，当第十二胸椎棘突下，旁开一点五寸处。

【方法】俯卧位，请助手用左手拇指指腹逆时针方向按揉左侧胃俞穴，同时用右手拇指指腹顺时针方向按揉右侧胃俞穴，力度以局部酸胀痛为度。频率为一呼一吸按压四五次，按揉 5 分钟。

【功效】胃俞穴为膀胱经穴，也是胃腑的背俞穴，胃之气输注于此，按揉此穴可以起到养胃阴的作用。

处暑养生小结

宜收敛神志，安静性情，少思少欲，学会顺应。

宜赏秋收美景，宜防时令病，宜缓解"秋乏"。

宜多食养阴润燥之品以恢复脾胃功能，如菱角、银耳、沙参麦冬炖鸡汤、莲子百合煲猪肚，还可饮生脉茶、元参茶、沙参粥。

宜练习少林内功之顺水推舟。

宜按压大陵穴，按揉胃俞穴，以防温燥，养胃阴。

不宜情绪过极，不宜贪凉，不宜过劳，不宜进食生冷、辛辣食物。

秋季养肺

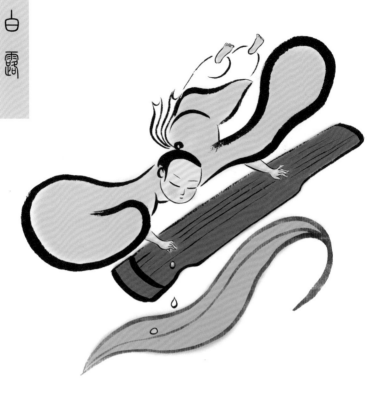

白露，是二十四节气中的第十五个节气。

此时，自然界阴升阳降，气温下降明显，凉燥伤肺，可出现干咳、少痰，或见关节疼痛、过敏性鼻炎等病症。白露时，草木凋零，情绪易消沉。

因此，白露养生，应注意滋阴润肺，防燥邪。

白露物候

白露，八月节。秋属金，金色白，阴气渐重，露凝而白也。

——《月令七十二候集解》

白露，为二十四节气中的第十五个节气，秋季的第三个节气，于每年公历九月八日前后交节，九月二十三日前后结束。此时植物开始有露水，古人以四时配五行，秋属金，金色白，白露的意思就是秋天的露水。

民间在白露节气有"收清露"的习俗。《本草纲目》上记载："秋露繁时，以盘收取，煎如饴，令人延年不饥。"古人用盘子收集露水，煎之稠如饴，服用益寿延年。人们还在白露时节用糯米、高粱酿酒，也称"白露酒"，用以待客。

白露时节，天气已经转凉，冷空气南下频繁，温度下降加速，昼夜温差变大，我国北方真正入秋。秋风带走暑热的同时也带走了水分，故气候干燥。东北地区开始收获谷子、大豆、高粱。华北地区秋季作物成熟。西北、东北的冬小麦到了播种时期。黄河流域降水明显减少，注意抗旱。华南和西南地区，降水增多，注意抗涝。

白露初候，鸿雁来。

白露初时，鸿雁从北方飞往南方以避寒。

白露二候，玄鸟归。

白露中期，春分时从南方飞往北方的燕子，开始南迁。

白露三候，群鸟养羞。

白露的最后阶段，百鸟开始储存食物以备过冬。

自然界与人体

自然界的阴气继续上升，持续出地面，上升至天。阳气继续下降，持续入地下。气温下降明显，由热转凉，北方已经入秋。

人体的元阴持续从脾土升发，持续上升入心。元阳继续下降，持续入脾土。

养生原则

宜滋阴润肺，防燥邪。忌消沉、受寒、生冷。

此时，气温下降明显，空气更加干燥。凉燥伤肺，可出现干咳、少痰，或见关节疼痛、过敏性鼻炎等病症。应滋阴润肺，以防燥邪。

白露精神调摄：宜收敛神气，经营情感关系

白露时自然界已出现"花木凋零"的景象，所谓"秋风秋雨愁煞人"，这一时节人很容易出现消沉的情绪。为了避免不良情绪影响，我们应收敛神气，保持心境平和。

白露调神方法

白露精神调养方面，宜消秋愁。

俗话说："秋雨秋风易秋愁。"白露时节容易产生悲伤情绪，尤

其是老年人易产生萧条、凄凉、垂暮之感。可以选择积极向上的事，多培养乐观情绪，与之中和，不要太过。在学习工作之余，应适当增加文体活动，以保持乐观情绪。

要怡情养心，平时可练习书法、绘画，多听音乐，钓鱼、散步，也适合登高远望及秋游，以舒缓精神。老年人此时宜清静养神，多晒太阳，打拳散步，外出旅游转移情绪，还可琴棋书画，乐在其中。消秋愁可吃高蛋白食物如牛奶、鸡蛋、肉类等。情绪低落时，可适当饮些咖啡、绿茶，吃些香蕉、巧克力等。

总之，神形兼养，守神全形或保形全神，可使心境平和，消除秋愁。

白露心理养生

白露，当经营好情感关系。

《诗经》曰："蒹葭苍苍，白露为霜。所谓伊人，在水一方。"白露时由于自然的变化，温差变大，空气里的水汽会凝结成露水，露水白白的，晶莹剔透，象征爱情的美好、洁白无瑕。

白露季节，如果从人的心理和生理发育方面来说，应该说是一个人成熟的阶段，是一个和爱情有关的节气。希望在"白露"这个美丽的节气，未婚的你可以好好谈一场恋爱，已婚的你可以用心经营自己幸福的情感关系。

寻找幸福的婚姻，不但要心理健康，还要讲究"心"的门当户对，即心理上的门当户对，文化上的门当户对，价值观上的门当户对。两个人彼此承认对方所拥有的价值观，双方才能彼此接纳，相互融入。好的婚姻还需要有激情、亲密和责任。我们假设激情、亲密和责任这三个元素各占三分之一，只要有两个是满分就构成一段好婚期。也就是说，健康幸福的婚姻至少要有两个支点作为支撑。

秋季养肺

情感关系将是伴随人一生的问题，请用心经营好自己的情感关系，不妨在白露时节给你最爱的人写一封情书。

白露诗词赏析

白露
唐·杜甫

白露团甘子，清晨散马蹄。
圃开连石树，船渡入江溪。
凭几看鱼乐，回鞭急鸟栖。
渐知秋实美，幽径恐多蹊。

秋露
唐·雍陶

白露暧秋色，月明清漏中。
痕沾珠箔重，点落玉盘空。
竹动时惊鸟，莎寒暗滴虫。
满园生永夜，渐欲与霜同。

白露起居：宜防秋燥、登高远望、腹式呼吸，不宜"露身"

白露宜预防秋燥

白露时节，我国北方真正入秋，此时气候明显变得"干燥"。中医讲"秋季应肺"，所以人们多会有口干、咽干、鼻干的感觉。

日常生活中，此节气人们要少食辛辣刺激食物，多饮水。喝水方面，建议可少量多次频繁喝水，不提倡半天不喝水，等到非常口干时，才饮用大量水的做法。房间内，可适当使用加湿器，保持室内湿度。可适当摆放绿植，绿色属于冷色调，可以给人以清新滋润的感觉。

白露宜登高远望

白露节气，自然界花木已凋零，触景生情，此时人很容易出现消沉的情绪。

德国诗人歌德曾说："只有运动才可以除去各种各样的疑虑"。白露时节气温适宜，既无酷暑的闷热，又无深秋的寒冷，正是秋高气爽之时。人们可以走出家门，进行户外活动，或者登山远望。登山是一项很好的有氧运动，吐故纳新，锻炼心肺功能，有助于人体气血的运行。登上山顶，有"一览众山小"的愉悦感，当人的视野宽广时，胸怀亦会宽广。

需要提醒的是，登高的时间要避开气温较低的早晨和傍晚。登高时，步伐要沉着稳健，以防腰腿扭伤。下山时，不要速度太快，以防膝关节受伤或肌肉拉伤。登高过程中，应通过增减衣服，来适应温度的变化。休息时，不要坐在潮湿的地上或风口处。出汗时，可稍微松解衣扣，不可过急脱衣摘帽，以防受寒生病。

对于患有心、脑血管疾病、肺部疾病的人群而言，登高应慎重，量力而行，以免发生意外。

白露宜腹式呼吸

白露之后，气候愈发地干燥、寒凉，所以秋季是呼吸系统疾病容易发作的季节。

大多数人，特别是女性，都是采用胸式呼吸。只是肋骨上下运动及胸部微微扩张，许多肺底部的肺泡没有经过彻底的扩张与收缩，得不到很好的锻炼。腹式呼吸是一种非常好的呼吸方式，能够

秋季养肺

让双肺中下部参与换气，也能够改善通气，使呼吸更彻底，有利于二氧化碳的排出，提高呼吸效率。故锻炼腹式呼吸，能有效地增加身体的氧气供给，使肺部组织更加强壮，可以更好地抵抗感冒、支气管炎、哮喘和其他呼吸系统疾病。

练习腹式呼吸时，采取站立或端坐位，吸气时腹部慢慢鼓起，用鼻子深长而缓慢地吸，越慢越好，嘴巴要闭紧，肺部不动，全身要放松，肩膀不要抬。呼气时，最大限度地向内收缩腹部，胸部保持不动。这时把气体从嘴里呼出来，呼气的同时不要吸气。另外还要控制好呼吸的时间，一呼一吸掌握在十秒左右，吸气时控制在四至六秒，呼气时控制在二到四秒。每天可以锻炼两次，每次 10 到 20 分钟。

白露不宜"露身"

俗话说："白露不露"。白露之后昼夜温差很大，此时白天虽然温和，但早晚气候已明显转凉。白露时节，就不能再赤膊露体了，人们不能穿着露踝装、露脐装，早晚要根据温度及时添加衣裳，以免着凉。否则，轻者易患感冒，重者易染肺疾，或久病复发。夜间睡觉时要注意保暖，不要使四肢关节受寒邪侵犯。需要注意的是，此节气不要再使用凉席了。

白露饮食：多吃润燥滋阴之品

白露饮食调摄要点

白露节气，此时天气真正转凉，秋季的干燥特点也日渐明显，饮食调摄方面应加大滋阴的力度，以润肺养肺为主，多选择清淡、易消化以及富含维生素的食物。应注意少食辛辣、刺激食物，多选择具有润燥功效的食物。

白露适用食材

● 南瓜

【来源】又称倭瓜、饭瓜。葫芦科植物南瓜的成熟果实。

【性味归经】味甘，性温。归脾、胃经。

【功效】补中益气，解毒化痰。

【适宜人群】尤其适合高血压、肝病、长期用眼、便秘者食用。

【选购技巧】以外形完整、无腐烂变质，外皮颜色深，条纹清楚、粗重，瓜籽饱满，气味清香者为佳。

● 藕

【来源】又称莲藕、藕节。睡莲科植物莲的肥大根茎。

【性味归经】味甘，生者性凉，熟者偏温。归心、脾、胃经。

【功效】生者清热生津，凉血止血；熟者补益脾胃，益血生肌。

【搭配注意】与黄豆、猪肝、海带、菠菜等富含矿物质的食物搭配，易降低营养成分的吸收。

【适宜人群】尤其适合高血压、肝病、缺铁性贫血、营养不良、食欲不振者食用。

【选购技巧】以外皮黄褐色，藕节短，藕身粗，肉肥厚而白者为佳。

白露适用食谱

● 胡萝卜炒藕丁

【原料】藕 250 克、胡萝卜 250 克。

【做法】

（1）莲藕、胡萝卜洗净，切丁备用。

（2）起油锅，爆香葱、姜、蒜，倒入藕丁，翻炒均匀。

（3）倒入胡萝卜丁，继续翻炒，至胡萝卜断生，加适量盐，撒入香葱香菜段，翻炒均匀即可。

【功效】益肝明目，健脾益胃。

【适宜人群】尤其适合高血压、高脂血症、糖尿病、长期用眼、食欲不振、便秘者食用。

● 萝卜炖牛肉

【原料】牛腩500克、白萝卜300克。

【做法】

（1）牛腩洗净，切块，冷水下锅，大火烧开，撇去血水和浮沫，捞出，用热水冲洗干净。

（2）起油锅，爆香葱、姜、蒜、八角、桂皮、香叶、草果，倒入牛肉大火翻炒，烹入酱油和料酒、翻炒均匀，添加没过的热水煮滚。

（3）将牛肉、白萝卜放入砂锅，加足量水，大火煮开后转小火慢炖1小时。

（4）出锅前加盐调味即可。

【功效】补脾胃，益气血，强筋骨，消水肿。

【适宜人群】尤其适合虚损、羸瘦、水肿、腰膝酸软者食用。

白露适用药茶

● 参地茶

【组成】西洋参5克、生地10克、麦冬15克、乌龙茶5克。

【制法】将西洋参、麦冬和生地洗净，一并放入茶壶中，加适量清水煮沸后闷泡15分钟即可。

【功效】滋阴补气，清心宁神。

【适宜人群】尤其适合心烦失眠、口燥咽干、盗汗、遗精者饮用。

● 桑杏茶

【组成】桑叶 10 克、生栀子 6 克、杏仁 5 克、川贝母 3 克、梨皮 10 克、冰糖适量。

【制法】所有材料放入锅中，加适量清水煮沸后，转小火煮半小时，根据个人口味调入适量冰糖，即可代茶饮用。

【功效】清宣温燥，润肺止咳。

【适宜人群】尤其适合身热不甚、口渴、咽干鼻燥、干咳无痰或痰少而黏者饮用。

白露适用药粥

● 南瓜蜂蜜粥

【组成】南瓜 100 克、大米 100 克、蜂蜜适量。

【做法】南瓜去皮，清净切丁，同大米一起放入锅中，加适量水，大火煮沸，小火熬煮成粥，调入适量蜂蜜即可。

【功效】润肺益气，健脾和胃。

【适宜人群】尤其适合脾胃虚弱、营养不良、咳嗽者食用。

● 白露粥

【组成】雪梨 50 克、雪耳 10 克、杏仁 10 克、百合 10 克、茯苓 30 克、山药 30 克、苹果 50 克、红枣 20 克、陈皮 6 克、大米 100 克。

【做法】雪梨和苹果洗净，连皮切块，去核去蒂，同其他材料一起放入锅内，加适量水，大火煮开后小火慢煮一小时即可。

【功效】润肺滋阴，健脾开胃。

【适宜人群】尤其适合肺胃阴虚者食用。

白露运动：不宜露身以防受寒

白露运动原则

白露时节，运动养生的原则：选择滋阴润肺，防燥邪的功法。

白露适用功法

● *传统功法*

操作：自然站立，左脚向左跨一大步，屈膝半蹲成马步。双手自体侧缓缓向前，至腹前交叉，左臂在内，右臂在外。双手翻转向上，交叉于胸前，掌心朝里。双手臂向两侧拉开，同时左手虎口张开，食指朝上，成"八"字形，目视食指，缓缓向左侧推出；右手化掌为拳，屈肘，向右平拉，如拉弓状。恢复成预备姿势。提右式：同左式，方向相反。

本功法源自八段锦之左右开弓似射雕。

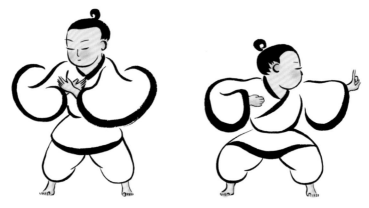

八段锦之左右开弓似射雕

白露运动注意

已至白露，高温、高湿的天气逐渐退去，但是温度会随着降雨而骤变，应适时增加衣物。由于天气比较舒适，我们要循序渐进地增加运动量，避免过度活动后出现不适。防止秋燥，做好身体水分的补充。

现代体育：可以多选择室外活动，如骑自行车、慢跑和球类运动等。

白露经络调摄：经渠穴、尺泽穴

经络调摄原则

白露时节，经络调摄原则：滋阴润肺，防燥邪。

按压肺经的经渠穴，拍尺泽穴。

经络调摄方法

● 按压经渠穴

【取穴】在手腕部，前臂掌面桡侧，桡骨茎突与桡动脉之间凹陷处，腕横纹上1寸。

【方法】以左手握住右手腕部，右手拇指指腹按压在右手经渠穴上，力度以局部酸胀痛为度。频率为一呼

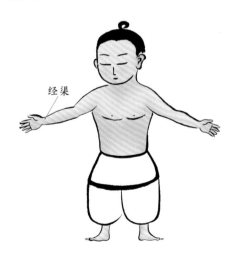

经渠

一吸按压四五次，按压 5 分钟，然后左右手位置互换，再以同样的方法按压左手经渠穴 5 分钟。

【功效】经渠穴为肺经经穴，主喘咳寒热，五行属金与肺相应。按压此穴可以起到清肺燥的作用。

● 拍尺泽穴

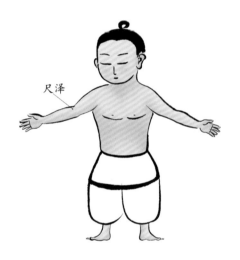

尺泽

【取穴】在肘部，位于肘横纹与肱二头肌腱桡侧缘交点处。

【方法】将左臂自然下垂，掌心向前，以右手掌心拍打左侧尺泽穴 5 分钟，再将右臂自然下垂，掌心向前，以左手掌心拍打右侧尺泽穴 5 分钟。拍打频率为一呼一吸四五下，拍打力度以局部肌肉轻微震动，局部皮肤微痛为度。

【功效】尺泽穴为肺经的合穴。合穴五行属水。拍打尺泽穴可以起到滋阴润肺，清燥邪的作用。

白露养生小结

宜收敛神气，消除秋愁，经营情感关系。

宜预防秋燥，宜登高望远，宜腹式呼吸。

宜食润肺、养肺、清淡、易消化、富含维生素的食物，如胡萝卜炒藕丁、萝卜炖牛肉，饮参地茶、桑杏茶、南瓜蜂蜜粥、白露粥。

宜练习八段锦之左右开弓似射雕。

宜按压经渠穴，拍尺泽穴，以滋阴润肺，防燥邪。

不宜露身以防受寒，不宜多食辛辣、刺激及生冷食物。

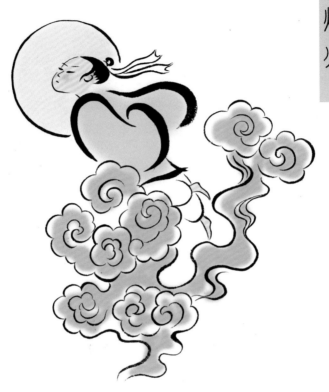

秋分，为二十四节气中的第十六个节气。

此时，全国各地大多入秋，天气凉爽。如调护不当，容易引起人体阳气不收，出现失眠、上火。早晚寒凉，容易引发胃肠不适。秋风萧瑟，情绪易悲忧。

因此，秋分养生，应注意调和阴阳，防凉燥。

秋分物候

秋分，八月中。解见春分。

——《月令七十二候集解》

秋分，为二十四节气中的第十六个节气，秋季的第四个节气，于每年公历九月二十二日前后交节，十月七日前后结束。此日正好将秋季九十天等分，故曰"秋分"。这天太阳直射赤道，白天和夜晚时间相等。从这天开始，太阳直射位置由赤道向南半球推移，白天逐渐缩短，夜晚逐渐延长。

古时有"春祭日，秋季月"的习俗，秋分曾是传统的祭月节，大约唐宋时期改为在农历八月十五祭月，演变为"中秋节"。祭月实际上是古人对"月神"的一种崇拜活动。民间在秋分还有"送秋牛图""吃秋菜""秋分竖蛋"的习俗。

秋分时节，我国长江流域日平均气温降至 22 ℃以下。全国大部分地区此时秋高气爽。秋分后太阳直射位置移至南半球，我国所处的北半球受到的太阳辐射减少，气温降低加快。秋分时节的干旱少雨或连续降雨是影响"秋收、秋耕、秋种"正常进行的主要不利因素，需尽早抢收秋收作物，并适时早播冬作物，为来年奠定丰产的基础。

秋分初候，雷始收声。

秋分初时，不再打雷了。古人认为雷因阳气盛而发声，秋分阳气收而阴气盛，所以无雷声。

秋分二候，蛰虫坏户。

秋分中期，蛰虫开始准备入冬的巢穴。

秋分三候，水始涸。

秋分的最后阶段，降水减少，天气干燥，河流中的水量减少。

秋分与健康

自然界与人体

自然界的阴气出地面一半，自然界的阳气入地下一半。江流入秋，天气凉爽。

人体的元阴出脾土一半，上升入心。元阳从心下降，入脾土一半。

养生原则

宜调和阴阳，防凉燥。忌秋愁、受寒、凉润。

此时，天气凉爽，气候干燥。自然界阴气、阳气各半，宜调和阴阳，防凉燥。

秋分精神调摄：宜情绪乐观，总结规划

秋分时节凉风萧瑟，自然界一派萧条景象，人易触景生情而出现悲忧的情绪，故应保持乐观情绪，收神敛气，使内心安宁，应力争使自己达到"不以物喜，不以己悲"的境界，减少秋季肃杀之气

对身心的影响。

现代医学认为，秋分后，日照时间减少，强度减弱，大脑底部的松果体分泌褪黑激素增多，这种激素能诱人睡眠，使人意志消沉，抑郁不欢，因此情绪自然就容易消极，精神也容易萎靡不振。此外，在低温条件下，人的新陈代谢和生理机能处于受抑状态，易导致内分泌功能紊乱，从而进一步导致情绪低落、注意力不集中，甚至出现心慌心悸、失眠多梦等症状。故要克服悲秋情绪，培养乐观情绪。

秋分调神方法

秋分时节，精神调养在于预防秋愁、秋悲，可以通过保持乐观心情、进行适当锻炼、调整膳食结构等方式来消秋愁。

要克服悲秋情绪，最主要的是要培养乐观情绪，保持神志安宁，避肃杀之气，收敛神情。为适应秋天容平之气，可采取看书，听舒缓的音乐，和朋友聚会聊天等形式。

运动也是调节精神的一方良剂，选择登高观景的运动方式，可使人心旷神怡，有助于忧郁、惆怅等不良情绪消散。此外，还可以慢跑、散步、游泳、洗冷水浴、打太极拳、练健身操等。在进行"动功"锻炼的同时，还可以配合"静功"，如一些气功心法。动静结合，动可强身，静可养身，从而达到心身康泰的功效。

秋分心理养生

秋分，当管理好"拐点"，实现华丽转身。

人在一生当中有"拐点"，人在一年当中也有"拐点"。一年四季当中，"秋分"就是一个"拐点"。如果我们一年中的上半年是向前，那么下半年从秋分开始我们就应该转身，把上半年做一个总结，重新规划下一步的工作，并做一些调整。

秋季养肺

人生规划也是需要这个"拐点"。年轻的朋友们可借用"秋分"这个节气，给自己好好地做一个职业、人生的规划。中年朋友也要在"秋分"做一个好的人生规划图，毕竟时间和空间都会有变化，如果我们总是墨守成规，一成不变地做事，不更新思想和理念，不善于改进和调整，错过了人生的"秋分"，再努力往往就不合时宜了。只有不断地规划、坚持、付出，才会达到理想的彼岸，才能有更好的人生发展。

在秋分这个时候，我们都有必要对自己做一个总结性的规划，让自己走好这个"拐点"而"华丽转身"。

秋分诗词赏析

秋词二首

唐·刘禹锡

自古逢秋悲寂寥，
我言秋日胜春朝。
晴空一鹤排云上，
便引诗情到碧霄。
山明水净夜来霜，
数树深红出浅黄。
试上高楼清入骨，
岂如春色嗾人狂。

晚晴

唐·杜甫

返照斜初彻，
浮云薄未归。
江虹明远饮，
峡雨落馀飞。
凫雁终高去，
熊罴觉自肥。
秋分客尚在，
竹露夕微微。

秋分起居：宜合理秋冻、团圆赏月、赏菊，不宜"背""心"凉

秋分宜合理秋冻

俗话说："春捂秋冻"。这里的"秋冻"就是说秋季气温稍凉爽，不要过早、过多地增加衣物。适宜的凉爽刺激，有利于锻炼耐寒能力，为进入寒冷的冬季做准备。然而，这"秋冻"不能简单地理解为"遇冷不加衣"，要看情况灵活掌握。

秋分节气凉风习习，且早晚较凉，温差略大。此时在早晚适当的增衣是必要的，否则会引发疾病。所谓"适当增衣"，也要掌握好一个度，就是以让自己略感凉而不是感寒为宜，无须像冬季一样，将身体裹得严严实实的。

秋分宜团圆赏月

每年的秋分节气前后，是我国传统佳节——中秋节。

人们总希望"常回家看看"，但当代工作与生活的节奏紧张而忙碌，反而疏忽了与家人的团聚。为传承民俗文化，感受家庭的温情，人们可以在秋分时节全家团聚，分享快乐，排解忧愁，以减少秋季肃杀之气对身心的影响。还可以品尝月饼，取"团团圆圆"吉祥之意。虽然秋分节气的月亮没有"十五"的月亮圆，但此时在中秋前后，借欣赏月亮之际，感受"明月如霜，好风如水，情景无限"，可以使内心安宁。

秋分宜外出赏菊

秋分时节，气温降低很快，大多数的花卉都已凋谢，呈现出一片萧条之象，但是菊花却在秋季开放。秋菊种类繁多，色彩丰富，或金黄，或淡黄，或粉红，或赭红，令人流连忘返，正如陶渊明所说的"采菊东篱下，悠然见南山。"早在宋朝，民间就有一年一度的秋菊盛会，古神话传说中秋菊又被赋予了吉祥、长寿的含义。

秋分多在国庆节前后。此时，人们可以举家团圆，一起到植物园或郊外观赏菊花，也可以欣赏秋菊抵秋风、抗秋寒的顽强品质，舒缓秋季低落的情绪。

秋分节气，天气干燥，如果出现口干、咽干，此时可以泡煮菊花水，有疏散风热、清热解毒的功效。需要注意的是，胃怕凉、易腹泻的人群慎用。

【小贴士】中药菊花的作用是什么？菊花分哪几种？

菊花：【性味归经】甘、苦，微寒。入肺、肝经。【功效】疏散风热，清热解毒，平肝明目。【主治】1.疏散风热：用于风热感冒，症见咳嗽咽痛，头痛头晕，身热汗出者，常与桑叶、薄荷、荆芥等同用。2.平肝明目：用于风热上攻，症见目赤肿痛、眼目昏花者，可与桑叶、蝉蜕同用。3.清热解毒：野菊花解毒之力较强，尤善解疔毒，能治疗疗毒肿痛初起，内服外用皆可。【鉴别应用】菊花有黄菊、白菊、野菊三种。疏散风热多用黄菊花，平肝明目多用白菊花，清热解毒多用野菊花。

秋分不宜心背凉

随着秋分节气的到来，气温下降的速度明显加快，早晨与傍晚的温度已有"凉风习习"的感觉。

对于人体而言，前胸有心、肺脏器在内，不宜受凉，中医讲"背部属阳"，亦不宜受凉。所以，此时千万要注意，别让"背"和"心"凉着。必要时，可穿上夹背心或毛背心。另外，在此节气，衣着上就应变更为秋装了。尤其是年老体弱的人群，既怕冷，又怕热，对天气变化非常敏感，此时尤其应注意添加衣服，防止着凉感冒。

秋分饮食：多吃温性润燥之品

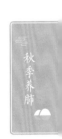

秋分饮食调摄要点

秋分节气，阴阳持平、寒热均等、昼夜平分，此时养生宜调和阴阳，保持阴平阳秘的状态。饮食中要注意食物的多样性，确保营养的平衡。秋分之前有暑热的余气，故多见于温燥。秋分之后，气温逐渐下降，寒凉渐重，由温燥转为凉燥，饮食中应注意使用偏温性的润燥食材。

秋分适用食材

● 莲子

【来源】又名藕实，莲米。睡莲科植物莲的种子。

【性味归经】味甘、涩，性平。归肾、脾、心经。

【功效】补脾止泻，益肾涩精，养心安神。

【搭配注意】与螃蟹搭配，易致身体不适。

【适宜人群】尤其适合慢性腹泻、癌症、失眠多梦、遗精者食用。

【选购技巧】以饱满圆润，粒大色白，干燥洁净，无霉变虫蛀者为佳。

● 花生

【来源】又名落花生、长生果。豆科植物落花生的种子。

【性味归经】味甘，性平。归脾、胃、肺经。

【功效】润肺止咳，和胃健脾。

【搭配注意】与黄瓜、螃蟹搭配，易引起腹泻。

【适宜人群】尤其适合咳嗽痰喘、久咳、便秘、肿瘤、冠心病、动脉硬化、骨质疏松、牙龈出血者食用。

【选购技巧】以果粒完整饱满，表面光润、没有外伤与虫蛀或白细粉者为佳。

秋分适用食谱

● 老醋花生

【原料】花生米300克、陈醋适量。

【做法】

（1）花生挑选干净，洗净控水。

（2）锅中倒油，凉油时放入花生米，不停翻炒，待听到噼啪响声后，再翻炒几下，即可出锅。

（3）醋、白糖和少许盐调成味汁，香菜切末。

（4）调好的汁倒入放冷的花生米里拌匀，撒上香菜末即可。

【功效】健脾开胃。

【适宜人群】尤其适合食欲不振、脑力劳动、精神压力大者食用。

● 墨鱼炖五花肉

【原料】墨鱼干 100 克、五花肉 100 克、花生 50 克、香菇 20 克。

【做法】

（1）提前一天把墨鱼干放入凉水中泡发，去掉眼睛和黑色黏膜。清洗干净，切成小片。

（2）把香菇泡发，花生仁洗净，五花肉清洗干净之后切薄片待用。

（3）把所有准备好的食材放入砂锅，加足量清水，大火煮开后转小火慢炖一至两小时。

（4）出锅前加盐调味即可。

【功效】滋补肝肾，补益气血。

【适宜人群】尤其适合身体虚弱、长期熬夜、眼疲劳、贫血者食用。

秋分适用药茶

● 百合冬花茶

【组成】百合 15 克、款冬花 15 克、冰糖适量。

【制法】百合、款冬花洗净放入锅中，加适量水煮沸后，转小火煮半小时，根据个人口味调入适量冰糖，即可代茶饮用。

【功效】润肺止咳。

【适宜人群】尤其适合咳嗽、痰中带血、咽喉干痛者饮用。

● 桔梗利咽茶

【组成】桔梗 20 克、生甘草 6 克、麦冬 15 克、罗汉果 6 克、冰糖适量。

【制法】将所有材料放入锅中，加适量水，大火煮沸后，闷泡 15 分钟，代茶饮用即可。

【功效】润肺利咽。

【适宜人群】尤其适合慢性咽炎、咽干咽痛、咳嗽者饮用。

秋分适用药粥

● 川贝百合炖雪梨

【组成】川贝 10 克、百合 30 克、雪梨 100 克、冰糖适量。

【做法】雪梨洗净，连皮切块，去核去蒂，同川贝母、百合、冰糖一同放入炖盅内，加适量水，隔水慢炖一小时左右即可。

【功效】养阴润肺，止咳化痰，养心安神。

【适宜人群】尤其适合干咳少痰、肺虚久咳、虚劳咳嗽、燥热咳嗽者食用。

● 荸荠粥

【组成】荸荠 50 克、小米 100 克、糯米 50、红枣 30 克。

【做法】荸荠去皮洗净，切小块，同小米、糯米和红枣一起放入锅中，加适量水，大火煮沸后转小火熬煮成粥即可。

【功效】健脾和胃，生津润燥。

【适宜人群】尤其适合口燥、咽干、便秘、咳嗽者食用。

═ 秋分运动：补充水分、防过敏 ═

秋分运动原则

秋分时节，运动养生的原则：选择调和阴阳，防凉燥的功法。

秋分适用功法

● *传统功法*

操作：自然站立，双脚与肩同宽，双手自然下垂，宁神调息，气沉丹田。头部微微向左转动，两眼目视左后方，稍停顿后，缓缓转正，再缓缓转向右侧，目视右后方稍停顿，转正。是为一次，如此做五至七次。

本功法源自八段锦之五劳七伤往后瞧。

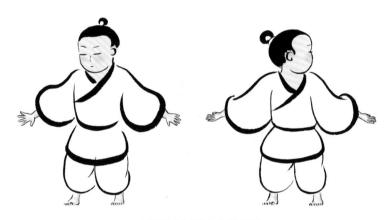

八段锦之五劳七伤往后瞧

秋分运动注意

天气逐渐从湿润转向干燥，运动中除了做好水分的补充，还应该关注上呼吸道的过敏性疾病，提前准备好抗过敏性药物，如氯雷他定等。

现代体育：可以多选择室外活动，如爬山、快跑和球类运动等。

秋分经络调摄：中府穴、肺俞穴

经络调摄原则

秋分时节，经络调摄原则：调和阴阳，防凉燥。

啄击肺经的中府穴，艾灸膀胱经的肺俞穴。

经络调摄方法

● 啄击中府穴

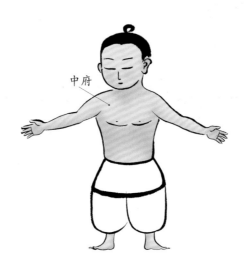

【取穴】位于胸前壁外上方，横平第 1 肋间隙，锁骨下窝外侧，前正中线旁开 6 寸。

【方法】正坐位，左手（除大拇指外的）四指并拢成梅花状，以四指指尖啄击右侧中府穴，力度以局部酸、胀、痛为度。频率为一呼一吸啄击四五次。啄去时间5分钟。然后，右手（除大拇指外的）四指并拢成梅花状，以四指指尖啄击左侧中府穴，操作同左手，啄击时间5分钟。

【功效】中府穴为肺经募穴，募穴为脏腑之气输注于胸腹部的穴位，性质属阴。因此，啄击此穴配合肺经的背俞穴肺俞（性质属阳），可以起到调和阴阳的作用。

【小贴士】什么是啄法？如何操作？有何作用？

啄法的定义：手指自然屈曲，以腕屈伸撮动带动指端着力，垂直于施术部位体表，呈鸡啄米状的手法称啄法。

啄法的手法操作术者五指微屈曲呈爪状或聚拢呈梅花状，以指端着力，用腕部上下自然屈伸的摆动，带动指端啄击施术部位，形如鸡啄米状。以双手交替进行啄击。手法要领：1.手法要轻快灵活而有节奏性；2.腕部放松，以腕施力，均匀和缓，手指垂直于体表。

啄法的作用：安神醒脑，疏通气血，活血化瘀，开胸顺气，解痉止痛。轻啄法可起到抑制神经作用，重啄法可起到兴奋神经作用。此法主要用于头部、胸部、背部。

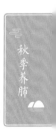
秋季养肺

● 艾灸肺俞穴

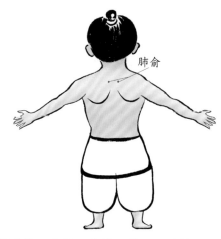

肺俞

【取穴】仰卧位，当前正中线，脐下三寸处。

【方法】俯卧位。在助手的帮助下，以艾条温和灸，局部以潮红为度。每次左右两个肺俞穴各施灸 10 分钟。

【功效】肺俞穴为膀胱经穴，也是肺脏的背俞穴，位置属阳，配合中府穴可以起到调节阴阳的作用。艾灸肺俞穴还可以起到防凉燥的作用。

秋分养生小结

宜情绪乐观，消除秋愁，总结规划。

宜保护肠胃，宜团圆赏月，宜外出赏菊。

宜饮食多样，营养平衡。

宜选择偏温性的润燥食物，如老醋花生、墨鱼炖五花肉。

宜饮百合冬花茶、桔梗利咽茶、川贝百合炖雪梨、荸荠粥等以润肺止咳。

宜练习八段锦之五劳七伤往后瞧。

宜啄击中府穴、艾灸肺俞穴，以调和阴阳，防凉燥。

不宜"背""心"受凉，不宜悲观消沉，不宜过食寒凉、黏腻的食物。

秋季养肺

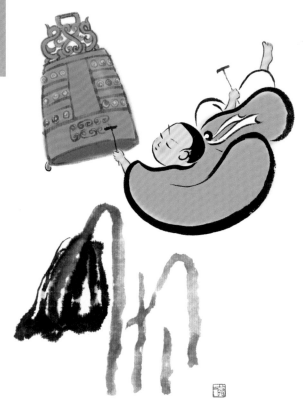

寒露，是二十四节气中的第十七个节气。

此时，天地间阴气多阳气少，气温由凉转冷。寒凉干燥的气候易引发气短、乏力、皮肤干燥等症状。深秋时节容易产生悲伤情绪。

因此，寒露养生，应注意防凉燥，益肺气。

寒露物候

寒露，九月节。露气寒冷，将凝结也。

——《月令七十二候集解》

寒露，为二十四节气中的第十七个节气，秋季的第五个节气，于每年公历十月七日前后交节，十月二十二日前后结束。寒露意味着天气变寒，露水增多变凉。

寒露时节，连续降温催红了京城的黄栌，北京市民有此时秋游观看红叶的习俗。

白露后天气转凉，开始出现露水。寒露时节，天气进一步由凉爽开始向寒冷转换，气候依然干燥。我国除岭南地区外，大部分地区进入深秋，东北、西北等地开始入"冬"。

寒露时节，江南的晚稻即将成熟，但要注意保持田间湿润，还要注意防范"寒露风"的危害。河南、河北、山东、陕西、山西等地要抓紧播种冬小麦。

寒露初候，鸿雁来宾。

寒露初时，大雁来到客居之处。

寒露二候，雀入大水为蛤。

"大水"指的是大海。寒露中期，雀鸟都不见了，古人看到海边突然出现很多蛤蜊，因为蛤蜊的花纹跟雀鸟相似，便认为蛤蜊是由雀鸟变成的。

寒露三候，菊有黄华。

寒露的最后阶段，菊花普遍开放。

秋季养肺

寒露与健康

自然界与人体

自然界的阴气多半出地，并上升至天空。自然界的阳气多半入地下，为冬季收藏做准备。此时，进入深秋阶段，气温由凉爽变为寒冷。

人体的元阴持续从脾土上升，持续上升入心。元阳继续下降，持续下降入脾。

养生原则

宜防凉燥，益肺气。忌懊悔、受寒、辛燥。

此时，气温由凉转冷。寒凉干燥的气候，易引发气短、乏力、皮肤干燥等症状，故宜防寒防燥，补益肺气。

寒露精神调摄：宜宣泄情绪，学会放下

寒露时气温下降明显，地面的露水快要凝结成霜，树叶纷纷飘落，人易触景生情而感到悲伤。因此，此时要保持良好的心态，因势利导，宣泄积郁之情，培养乐观豁达的精神。

寒露调神方法

寒露时节，还是要保持乐观情绪。

精神调养方面，宜使心境开阔，以消秋愁。寒露过后气温日渐

降低，加之大自然的肃杀之气，此时易积郁在心，也易伤肺。因此要培养秋季良好的情绪状态，保持良好的心态，将不良的情绪及时地宣泄出来，让心情平静安详，乐观豁达。学习工作之余，应适当增加文体活动，以保持乐观情绪。平时可以多参加自己喜欢的事情，如多去做做运动，稳定情绪。

寒露心理养生

寒露，当学会放下。

在寒露这个时节，有一些事情我们要告一段落，不论你做得到或做不到，你都不得不放下，不得不停止，因为万事都有定时。即使你懊悔、心不甘、情不愿，你都要接受、面对。寒露，也蕴含着大势一去不复返的"豪情"，这种情怀就是我们通常说的"放下"。

学会放下，是一种生活智慧，也是一门心理学问。人生在世，有些事情是需要遵循自然规律的，该放下时就放下，珍惜当下属于你的幸福和快乐。

放下压力，保持好的心态，让快乐充满生活；放下烦恼，积极看待人生，学会凡事都往好处想；放下自卑，相信自己，让自己内心变得强大；放下偏执，接受自己的独一无二；放下生命中的烦心琐事，生活原本是美好的。顺应自然规律，快乐其实很简单。

人生苦短，要学会自省、放下、拿起，日复一日，不断上升。遇到一件事，如果你喜欢它，就享受它；不喜欢，就避开它；避不开，就改变它；改不了，就接受它；接受不了，就处理它；难以处理，那么就放下它。放下了，就释然了。

在寒露这个节气，无论你是"拿得起"或"拿不起"，这个时候都必须要放下。

月夜梧桐叶上见寒露

唐·戴察

萧疏桐叶上，月白露初团。
滴沥清光满，荧煌素彩寒。
风摇愁玉坠，枝动惜珠干。
气冷疑秋晚，声微觉夜阑。
凝空流欲遍，润物净宜看。
莫厌窥临倦，将晞聚更难。

池上

唐·白居易

袅袅凉风动，凄凄寒露零。
兰衰花始白，荷破叶犹青。
独立栖沙鹤，双飞照水萤。
若为寥落境，仍值酒初醒。

寒露起居：宜小心凉燥、饮吉祥酒、滋润肌表，不宜憋夜尿

寒露宜小心凉燥

寒露是深秋的节气，亦是二十四节气中最早出现"寒"字的节气。如果说白露是炎热向凉爽的过渡，那么寒露则是凉爽向寒冷的转折。正如俗语说："吃了寒露饭，单衣汉少见。"另外，秋季多风，空气中湿度减低，气候干燥，所以寒露时节，凉燥明显。

中医讲，"肺为娇脏""肺喜润恶燥"，也就是说人体的肺脏喜欢潮湿温暖的环境，又凉又燥的外界环境，容易引发肺部疾病，如哮

喘、慢性支气管炎等。此时，人们在日常生活中要及时适度保暖，多饮水，使用加湿器或湿墩布拖地，保持人体内外一定湿度。

寒露宜饮吉祥酒

寒露之后是重阳，古人将"吉祥酒"看作是重阳必饮、祛灾祈福的长寿酒。此酒是由菊花与糯米、酒曲酿制而成的，其味清凉甜美，有明目、养肝、延年益寿的作用。

"吉祥酒"早在汉魏时期就已盛行，屈原笔下就已有"夕餐秋菊之落英"的句子。明代高濂的《遵生八笺》中也有记载。溥杰先生曾为"吉祥酒"赋诗："媲莲花白，蹬邻竹叶青。菊英夸寿世，药估庆延龄。醇肇新风味，方传旧禁廷。长征携作伴，跃进莫须停。"

时至今日，人们将由菊花酿制的"吉祥酒"衍生了多种习俗形式，如喝菊花茶、菊花粥，吃菊花糕等。

寒露宜滋润肌表

寒露时节，气候明显变得"干燥"。此时，人们往往会觉得皮肤变得紧绷绷的，甚至起皮脱屑；口唇干燥或裂口；毛发干枯而无光泽，头皮屑增多。

日常生活中，人们要在洗脸、泡足或洗澡后，及时在皮肤上涂抹润肤油，保持皮肤的滋润。尤其是老年人和容易秋冬季患干性湿疹的人群可以在口唇上涂护唇膏，儿童可涂抹香油，切记不要频繁舔嘴唇，甚至撕咬嘴唇干裂的脱皮。我们使用洗发水普遍是碱性的，碱性物质会损伤头发中的蛋白质，所以在洗头之后最好用一些酸性物质的护发素来使头发受到的损伤变得最小。洗完头发，尽量不用电吹风吹头发。电吹风虽然方便，可以让头发干得更快，但电吹风容易损伤发质，使头发变得干枯。

寒露不宜憋夜尿

寒露节气，空气中湿度降低，人们会有口干舌燥的感觉，尤其是在夜间。不少人会选择晚上睡觉前喝不少水，这样一来，夜尿的频率就会增加。但因此时夜间寒冷感明显，很多人嫌起床冷，常常下意识地憋尿继续睡觉，这是非常不健康的习惯。尿液中含有毒素，如果长时间储存在体内，不能及时排出，会诱发泌尿系统感染。如果是高血压患者憋尿，会使交感神经兴奋，导致血压升高，还会导致心跳较快，引发心、脑血管疾病。

所以寒露节气，人们如果有尿意，就要及时排出。对于行动不方便的人群，可以在卧室放个"夜壶"，避免夜间憋尿的做法。

寒露饮食：多甘淡多滋润

寒露饮食调摄要点

寒露节气，天气由凉爽转向寒冷，根据"春夏养阳，秋冬养阴"的养生理论，饮食调摄方面应在平衡饮食五味基础上，适当多食甘、淡、滋润的食品，既可补脾胃，又能养肺润肠。

寒露适用食材

● 芋头

【来源】又称芋艿、毛芋头。天南星科植物芋的地下块茎。

【性味归经】味甘，性平。归胃经。

【功效】健脾补虚，化痰散瘀。

【搭配注意】与香蕉搭配，易引起高钾血症。

【适宜人群】尤其适合癌症、便秘、体质虚弱者食用。

【选购技巧】以大小适中，体型匀称，须根较少，结实无斑点，切开后肉质细白，新鲜者为佳。

● 山药

【来源】又名薯蓣、淮山。薯蓣科植物薯蓣块根。

【性味归经】味甘，性平。归脾、肺、肾经。

【功效】补益脾胃，益肺补肾。

【搭配注意】与香蕉搭配，易引起腹胀。

【适宜人群】尤其适合糖尿病、肾病、病后虚弱、长期腹泻者食用。

【选购技巧】以表皮光滑无损伤、腐烂，须毛多，横切面肉质雪白带黏液者为佳。

寒露适用食谱

● 山药鱼头汤

【原料】鲢鱼头 1 个、山药 150 克。

【做法】

（1）鱼头洗净，热锅放少许油，鱼头煎至两面微黄。

（2）山药洗净，切段。

（3）将鱼头放入砂锅中，加足量温水，大火烧开，放入山药，转小火慢熬一小时。

（4）出锅前加盐调味即可。

【功效】健脾补肾，养肺润燥。

【适宜人群】尤其适合脾胃虚弱、食欲减退、瘦弱乏力、腹泻者食用。

秋季养肺

269

● 鲜藕老鸭汤

【原料】老鸭半只、鲜藕 250 克、黄芪 20 克。

【做法】

（1）老鸭洗净，剁块，焯水，用生姜先爆炒一下备用。

（2）砂锅中加水，放入鸭块、莲藕块、黄芪和葱姜，大火煮开后转小火煮至鸭肉熟烂。

（3）出锅前加盐调味即可。

【功效】滋阴补虚，养胃生津。

【适宜人群】尤其适合病后体虚、阴虚内热、水肿者食用。

寒露适用药茶

● 金桔桂花茶

【组成】金桔 20 克、桂花 5 克、生甘草 5 克、红茶 5 克、冰糖适量。

【制法】金桔洗净，对半切开，和甘草、红茶一起放入壶中，沸水冲泡，加入桂花，根据个人口味加入冰糖即可。

【功效】化痰止咳，理气解郁。

【适宜人群】尤其适合咳嗽咳痰、腹胀、食欲不振、情绪焦虑者饮用。

● 杏苏茶

【组成】苏叶 10 克、杏仁 5 克、前胡 10 克、陈皮 6 克、生甘草 3 克、冰糖适量。

【制法】所有材料放入锅中，加适量清水，煮沸后转小火煮半小时，根据个人口味调入适量冰糖，即可代茶饮用。

【功效】轻宣凉燥，理肺化痰。

【适宜人群】尤其适合恶寒无汗、头痛、咳嗽痰稀、鼻塞、咽干者饮用。

寒露适用药粥

● 山药银耳粥

【组成】山药300克、银耳20克、燕麦50克、枸杞及冰糖适量。

【做法】

（1）银耳用冷水泡发半小时，洗净去蒂，撕成小朵。

（2）山药去皮，洗净切块，泡在清水中备用。

（3）锅中加适量水，放入银耳小火慢炖半小时后，放山药和燕麦，继续小火慢炖半小时，加入冰糖和枸杞后小火慢炖10分钟即可。

【功效】健脾益气，润肺止咳。

【适宜人群】尤其适合食欲不振、体质虚弱、肺燥咳嗽、咽干口渴者食用。

● 芋头香菇瘦肉粥

【组成】芋头150克、香菇30克、瘦肉60克、大米100克。

【做法】

（1）猪肉剁碎，加盐、料酒、淀粉、酱油、生姜碎，抓拌均匀后腌制20分钟。

（2）芋头去皮洗净，切小块，香菇泡发后洗净，切丝。

（3）锅中加适量水，放入芋头、香菇和大米熬煮成粥。

（4）放入腌制好的肉馅煮至肉熟，加盐调味即可。

【功效】健脾益气。

【适宜人群】尤其适合抵抗力低下、体质虚弱、癌症者食用。

秋季养肺

寒露运动：运动中做好保暖

寒露运动原则

寒露时节，运动养生的原则：选择防凉燥，益肺气的功法。

寒露适用功法

● 传统功法

操作：吸气时跷起左腿，两臂侧平举，扬起眉毛，鼓足气力，如鸟展翅欲飞状。呼气时，左腿回落地面，两臂回落腿侧。跷右腿如前法操作。如此左右交替各五至七次。

本功法源自南朝陶弘景《养性延命录》所载的华佗五禽戏之鸟戏。

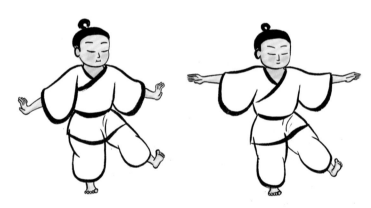

华佗五禽戏之鸟戏

寒露运动注意

天气寒意渐增，运动中要做好保暖，尤其运动过后汗出当风，寒邪容易侵袭肺脏和肢体关节，要备好运动后的御寒衣物。

现代体育：尽量多选择室外活动，如慢跑、骑自行车和球类运动等。

寒露经络调摄：手三里穴、大椎穴

经络调摄原则

寒露时节，经络调摄原则：防凉燥，益肺气。

按揉手阳明大肠经的手三里穴，艾灸督脉的大椎穴。

经络调摄方法

● 按揉手三里穴

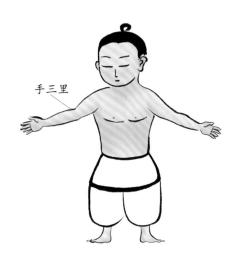

手三里

【取穴】位于肘部，在前臂背面桡侧，当阳溪与曲池连线上，肘横纹下 2 寸处。

【方法】屈肘，以左手握住右肘，左手拇指指腹按揉在右手三里穴，力度以局部酸胀痛为度。频率为一呼一吸按揉四五次，按揉 5 分钟。然后左右手位置互换，再以同样的方法按揉左手三里穴 5 分钟。

【功效】手三里穴为手阳明大肠经穴，大肠与肺相表里，而此穴多气、多血，因此，按揉此穴可以起到益肺气的作用。

【小贴士】肺与大肠相表里是什么意思？

这是指肺经与大肠经在经络上相互络属。生理方面，肺气的肃降有助于大肠传导功能的发挥，而大肠的传导功能正常，又有助于肺气的肃降。病理方面，若大肠实热，腑气不通，则可使肺失肃降，而见胸满，咳喘等症；若肺失肃降，津液不能下达，可见大便燥结；肺气虚弱，大肠传化无力，可出现气虚便秘，大便艰涩而不行。中医认为，肺为脏属阴属里，大肠为腑属阳属表，所以肺与大肠的关系中医叫表里关系。

● 艾灸大椎穴

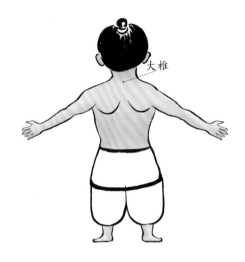

大椎

【取穴】在颈部，当第七颈椎棘突下凹陷中。

【方法】坐位，在助手的帮助下，以艾条温和灸大椎穴，局部潮红为度。每次施灸 10 分钟。

【功效】大椎穴为督脉要穴，艾灸此穴可以增强人体抵抗力，驱除凉燥邪气。

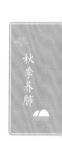

寒露养生小结

宜保持良好心态，宣泄积郁的情绪，学会放下。

宜小心凉燥，宜饮吉祥酒，宜滋润肌表。

宜多食甘、淡、润的食物，以补脾胃、养肺润肠，如山药鱼头汤、鲜藕老鸭汤、山药银耳粥、芋头香菇瘦肉粥、金桔桂花茶、杏苏茶。

宜练习华佗五禽戏之鸟戏。

宜按揉手三里穴，艾灸大椎穴，以防凉燥，益肺气。

不宜憋夜尿，不宜受寒，不宜纠结懊悔，不宜进食辛燥食物。

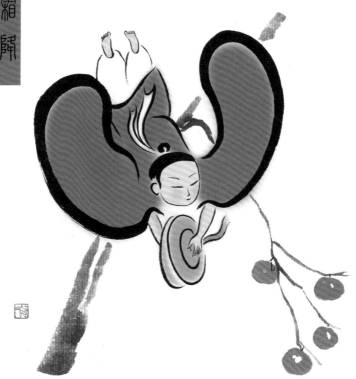

　　霜降，是二十四节气中的第十八个节气。

　　此时，自然界进入晚秋，天气寒冷。若秋季调护不周，燥邪伤肺，日久则脾肺亏虚，易出现咳嗽气短，少气懒言，纳差便溏等不适。

　　因此，霜降养生，应注意补肺气，助脾运。

霜降物候

霜降，九月中。气肃而凝，露结为霜矣。

——《月令七十二候集解》

霜降，为二十四节气中的第十八个节气，秋季的第六个也是最后一个节气，于每年公历十月二十二日前后交节，十一月七日前后结束。此时天气已渐寒冷，地面的水气凝结成霜，故曰"霜降"。

霜降时节，中国很多地方都流行吃柿子，此时柿子完全成熟，皮薄肉鲜，营养价值高。正如闽南俗语讲："霜降吃了柿，寒冬不流涕。"霜降时节正值秋菊开放，古有"霜打菊花开"之说。很多公园都会举办菊花会，是赏菊的好去处。

黄河流域在此时逐渐变冷，有结霜现象。霜是地面空气中的水蒸气在寒冷的地面或地物上直接凝结而成的白色冰晶。此时昼夜温差更大，早晚明显感觉寒冷，草木开始变黄，呈现一片深秋景象，意味着即将进入冬天。

霜降时节，不耐寒的农作物已经停止生长，北方地区已经在做秋收扫尾工作。而在南方，却还是农忙季节，抓紧收割晚稻、摘棉花、播种冬麦。

霜降初候，豺乃祭兽。

霜降初时，豺类大量捕获猎物，吃不完先放在一边，如陈列祭祀之状。

霜降二候，草木黄落。

霜降中期，草木树叶枯黄掉落。

霜降三候，蛰虫咸俯。

霜降的最后阶段，虫子都垂头进入冬眠状态。

霜降与健康

自然界与人体

自然界的阴气即将完全出地，全部上升至天。自然界的阳气即将完全入地。此时，进入晚秋阶段，气温已经寒冷。

四季之末应脾，霜降节气应脾。

循肝之元阴，即将全部出于脾土，上升至心。循肺之元阳，即将全部从心，下降至脾，并将沉潜于肾。

养生原则

宜补肺气，助脾运。忌焦虑、受寒、油腻。

晚秋天气寒冷，空气干燥。若秋季调护不周，燥邪伤肺，日久则脾肺亏虚，易出现咳嗽气短，少气懒言，纳差便溏等不适。此时应补益肺气，增强脾胃运化功能。

霜降精神调摄：宜心境开阔，以消秋愁

霜降，是秋季最后一个节气，是秋冬转折点。人体应适应冬藏的自然变化，达到生理平衡。在精神调养上，应力求其静，控制情志活动，保持精神的安宁。

霜降调神方法

霜降时节，在精神调养方面，宜神形兼养，守神全形或保形全神，使心境开阔，以消秋愁，保持乐观向上情绪。

那么，怎样做到保持乐观情绪呢？第一，要让阳光常围着你，即在活动场所，要争取光照充分。第二，运动能改善不良情绪，使人精神愉快。当情绪不好时，最好的方法是转移一下注意力，去参加体育锻炼，或参加适当的体力劳动，用肌肉的紧张去消除精神的紧张，有条件的最好去旅游，去游山玩水。第三，还可采取琴棋书画易情法，当处于"秋风秋雨秋愁时"，可以听一听音乐，欣赏一下戏剧，或观赏一场幽默的相声，苦闷的情绪便会随之而消。第四，要做到知足常乐：一方面，不要对工作和生活条件斤斤计较，要善于在较差的条件下做出较好的成绩；另一方面，要勇于正视自己的缺点和失败。做到以上四点就较易进入欢乐的殿堂，始终保持心理的平衡，使情感得以安宁。

霜降心理养生

霜降，当收一收自己的身心。

秋季是收获的季节，这一时期经历了收获成果的喜悦。过了霜降，紧接着就是"立冬"。进入冬季封藏的季节，是时候开始收敛自己的身心了。

从霜降开始，不仅要收一收自己的心性，而且要收缩自己的行为。

第一，收敛心性，把自己上半年所做的事情做一些善后处理，有选择地保留一些重要、必须、有价值的，明确重中之重，未完成的事件学会放下，这样可以做到心灵减负，让自己的心情不乱，更可以让自己心情舒坦。第二，收缩自己的行为，走路不能像春天的时候随心所欲，像夏天的时候每一步都铿锵有力，可以是慢慢悠悠地以避免不必要的损伤，顺顺利利到春季，然后再开始"心"的下一段征程。

不同季节应该做不同的事，用不同的风格去做事。霜降应该是一年中"收心"的一个重要节气。把心收回来，开始准备安心是这个季节心理养生的关键。

霜降诗词赏析

村夜

唐·白居易

霜草苍苍虫切切，
村南村北行人绝。
独出前门望野田，
月明荞麦花如雪。

山行

唐·杜牧

远上寒山石径斜，
白云深处有人家。
停车坐爱枫林晚，
霜叶红于二月花。

霜降起居：宜饮红茶、赏枫叶、欢度重阳，不宜用暖风

霜降宜饮用红茶

霜降节气，天气明显寒冷，体弱怕冷或脾胃虚弱的人群容易出现不舒服的症状，如胃凉胃痛、消化不良、大便溏稀等。此时，人们在户外可以晒太阳，在室内可以适当饮用红茶，辅助抗寒保暖。

红茶属全发酵茶，是以适宜的茶树新牙叶为原料，经萎凋、揉捻（切）、发酵、干燥等一系列工艺过程精制而成的茶。红茶因其干茶冲泡后的茶汤和叶底色呈红色而得名。红茶性温，有温暖肠胃，促进消化的作用，是霜降时节养生的好饮品。

【小贴士】红茶的历史渊源

红茶的鼻祖在中国，世界上最早的红茶诞生于中国明朝时期福建武夷山茶区，名为"正山小种"，至今已经有400多年的历史。1610年，这种红褐色的茶叶被荷兰商人从中国带到了欧洲。茶叶最初进入英国时，因为稀有，只被王公贵族享用，他们在红茶中加入牛奶和糖，搭配小食，举行茶聚会，饮茶成为贵族之间盛行的一种风气。

按照其加工的方法与出品的茶形，一般又可分为三大类：小种红茶、工夫红茶、红碎茶和红茶茶珍。红茶可以帮助胃肠消化、促进食欲，可利尿、消除水肿，并有强壮心脏的功能。中医认为，茶也分寒热，比如：绿茶属苦寒，适合

夏天喝，用于消暑；红茶偏温，较适合冬天、寒冷天饮用；乌龙茶、铁观音等较为中性。

霜降宜赏枫叶红

霜降含有天气渐冷、开始降霜的意思，不耐寒的植物将停止生长，呈现一片深秋景象，但是此时却是欣赏枫树叶红的好时节。这是因为，霜降之后，枫树中的花青素增多，而且气温下降导致叶绿素破坏（橙红色素就显现出来了），所以绿叶就变成了红叶。古有名诗："霜叶红于二月花""霜染鸦枫迎日醉，寒冲泾水带冰流"的佳句。放眼望去，一片红色、橙色或黄色的枫叶，不仅可以舒缓情绪，还可以留下美丽的照片，日后可以回味无穷。

我国有四大传统红叶观赏胜地：北京香山、苏州天平山、南京栖霞山以及长沙岳麓山。除此之外，喜欢枫叶的朋友，还可以在秋天去有"中国枫叶之都"的辽宁本溪欣赏枫叶。

霜降宜欢度重阳

每年的霜降节气前后有一个重要的中华民族传统节日——重阳节，即农历九月初九，因"九九"谐音是"久久"，有长久之意，所以常在此时祭祖与推行敬老活动。为传承民俗文化，多一分敬老、爱老的心意，人们可以在霜降节气欢度重阳。

家庭永远是避风的港湾，父母永远是强有力的后盾。值此霜降时节，人们可暂时放下手中的繁忙，陪同父母，举家外出游玩，登山赏红叶，共享天伦之乐，还可以沿袭古人佩戴茱萸的习俗。唐代诗人张说在《九日进茱萸山诗五首》中写道："家居洛阳下，举目见

秋季养肺

283

嵩山。刻作茱萸节，情生造化间。"此时正值秋冻交替之时，佩戴气味浓烈的茱萸能御初寒。

茱萸的品种有山茱萸和吴茱萸，古人在重阳佩戴的是吴茱萸。

【小贴士】山茱萸与吴茱萸的区别

山茱萸：山茱萸科植物山茱萸的干燥成熟果肉。

【性味归经】性微温，味酸、涩。归肝、肾经。

【功效】补益肝肾，收涩固脱。

【主治】眩晕耳鸣，腰膝酸痛，阳痿遗精，遗尿尿频，崩漏带下，大汗虚脱，内热消渴等。

吴茱萸：芸香科植物吴茱萸的未成熟果实。

【性味归经】性温，味辛、苦，有小毒。归肝、胃经。

【功效】散寒止痛，燥湿止泻，疏肝下气。

【主治】呕逆吞酸，厥阴头痛，脏寒吐泻，脘腹胀痛，经行腹痛，五更泄泻等。

霜降不宜用暖风

霜降节气，天气明显寒冷，但需注意，不要过早使用取暖物品，如空调、电热毯等。

霜降属晚秋时节，秋季本就干燥，空调的暖风会使室内湿气更易蒸发，人们更易感觉口干舌燥。一旦室内与室外温度相差很大时，人体很容易感冒。电热毯易使人"上火"，出现口舌生疮、便秘等症状。人们的生活，要顺应节气养生，切不可任意而为。

霜降饮食：少生冷多健脾

霜降饮食调摄要点

霜降节气，天气渐冷，开始降霜，饮食调摄方面应注意不食生冷之物，多吃健脾、养阴、润燥的食物。

霜降适用食材

● 白果

【来源】又名银杏核、公孙树子。银杏科植物银杏的种子。

【性味归经】味甘、涩，性平。归肺、肾经。

【功效】敛肺定喘，止带缩尿。

【搭配注意】与鳗鱼、鲤鱼搭配，易引起腹胀、头晕等身体不适。

【适宜人群】尤其适合哮喘、尿频、遗精、妇女带下多者食用。

【选购技巧】以外壳光滑，大小均匀，新鲜洁白，果仁饱满坚实，无霉斑者为佳。

● 柿子

【来源】又名米果、猴枣。柿科植物柿的果实。

【性味归经】味甘、涩，性寒。归肺、胃、大肠经。

【功效】清热润肺，生津止渴，健脾化痰。

【搭配注意】与酒搭配，易产生结石；与牛奶或豆类等富含钙的食物搭配，易引起腹痛、恶心等身体不适。

【适宜人群】尤其适合便秘、长期饮酒、痔疮出血者食用。

【选购技巧】以体型规整，外表完整光滑、无斑点、无伤疤、无裂痕者为佳。

● 白果炒鸡丁

【原料】鸡胸肉 300 克、白果 50 克。

【做法】

（1）鸡胸肉切小丁，加盐、料酒、蛋清和淀粉适量，腌制备用。

（2）白果去掉外壳，锅里水烧开，放入白果煮 5 分钟后捞出，去掉红色软膜备用。

（3）起油锅，放入鸡丁迅速划散，炒到颜色变白取出。

（4）锅里留底油放入葱段和白果煸炒出香味，放入炒过的鸡丁，加盐调味，翻炒几下即可。

【功效】温中益气，敛肺定喘。

【适宜人群】尤其适合咳喘、身体虚弱、尿频、遗精者食用。

● 芝麻柿子饼

【原料】柿子 250 克、白芝麻 20 克、面粉适量、绵白糖适量。

【做法】

（1）柿子剥皮捣成泥，加适量绵白糖，逐步加入面粉和成团。

（2）取柿子面团揉成圆球沾上白芝麻，压扁，待用。

（3）平底锅，倒油烧热，将做好的柿子饼放入。

（4）用小火煎至两面金黄即可。

【功效】健脾益肺，润肠通便。

【适宜人群】尤其适合便秘、咳嗽者食用。

霜降适用药茶

● 斛芪茶

【组成】石斛 15 克、生黄芪 15 克、生甘草 3 克。

【制法】将石斛、生黄芪和生甘草洗净一并放入茶杯内，开水泡茶。

【功效】补气养阴，健脾养胃。

【适宜人群】尤其适合神疲体倦、口腔溃烂、胃下垂、慢性胃炎者饮用。

● 玉竹党参茶

【组成】玉竹 20 克、党参 15 克、冰糖适量。

【制法】将党参和玉竹洗净，放入锅中，加适量清水，煮沸后转小火煮半小时，根据个人口味调入适量冰糖，即可代茶饮用。

【功效】滋阴润肺，养胃生津。

【适宜人群】尤其适合脾胃衰弱、体倦乏力、口干食少、肺虚燥咳者饮用。

霜降适用药粥

● 三白粥

【组成】山药 50 克、白萝卜 50 克、藕 50 克、大米 50 克。

【做法】山药、白萝卜、藕去皮切丁，和大米一起放入锅中，加适量水，大火煮沸，小火熬煮成粥即可。

【功效】健脾理气，润肺止咳。

【适宜人群】尤其适合慢性气管炎、咳嗽痰多、皮肤干燥者食用。

● 芡实粥

【组成】芡实 50 克、糯米 30 克、大米 100 克、红枣 20 克。

【做法】所有食材一起放入锅中，加适量水，大火煮沸，小火熬煮成粥即可。

【功效】健脾补肾。

【适宜人群】尤其适合尿频、遗精、妇女带下多者食用。

霜降运动：备姜糖水祛寒

霜降运动原则

霜降时节，运动养生的原则：选择补肺气，助脾运的功法。

霜降适用功法

● **传统功法**

操作：取向前伸腿，平坐位，双手分别向前握住住左、右前脚掌，膝关节微曲。在脚向前蹬的同时，手向后扳，前后争力数秒钟，屈膝，两臂随之弯曲。如此反复五至七次。然后，叩齿、咽津而收功。

本功法源自明代高濂《遵生八笺》所载的陈希夷霜降坐功。

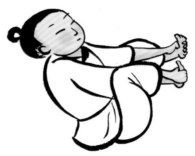

陈希夷霜降坐功

霜降运动注意

天气转凉，我们除了在运动中和运动后做好保暖措施外，还可以备一些姜糖水，既可以补充水分还可以祛寒。

现代体育：可以选择室内、室外活动，如游泳、跳绳和球类运动等。

霜降经络调摄：太白穴、商丘穴

经络调摄原则

霜降时节，经络调摄原则：补肺气，助脾运。

艾灸脾经的太白穴和商丘穴。

经络调摄方法

● 艾灸太白穴

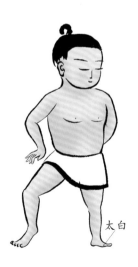

太白

【取穴】在足内侧，当第一跖趾关节后缘赤白肉际凹陷中。

【方法】坐位，以艾条温和灸太白穴，局部潮红为度。每次左右两侧太白穴各施灸 5 分钟。

【功效】太白穴为脾经原穴，五行属土，艾灸太白穴可以起到助脾胃运化的作用。

● 艾灸商丘穴

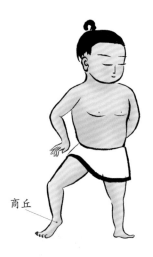

商丘

【取穴】在踝部，当内踝前下方凹陷中，当舟骨结节与内踝尖连线的中点处。

【方法】坐位，以艾条温和灸商丘穴，局部潮红为度。每次左右两侧商丘穴各施灸 5 分钟。

【功效】商丘穴为脾经经穴，五行属金，艾灸商丘穴可以起到培土生金，补益肺气的作用。

霜降养生小结

宜心境开阔，以消秋愁。

宜饮红茶，宜赏枫叶红，宜欢度重阳。

宜吃健脾、养阴、润燥的食物，如白果炒鸡丁、芝麻柿子饼、斛芪茶、玉竹党参茶、三白粥、芡实粥。

宜练习陈希夷霜降坐功。

宜艾灸太白穴、商丘穴，以补肺气，助脾运。

不宜早用暖风，不宜吃生冷、油腻食物。

秋季养肺

花雪随风不厌看，更多还肯失林峦。

——《小雪》

冬季养肾

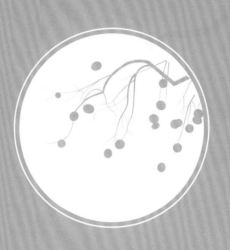

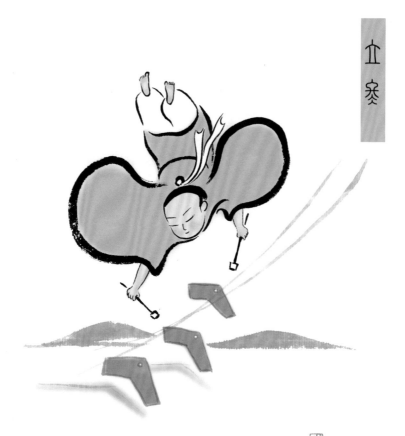

立冬

　　立冬，是二十四节气中的第十九个节气，标志冬季开始。

　　此时，天地间的阳气沉降于地下，阴气上升于地表。人体的阳气继续收敛，新陈代谢进一步下降。人们容易情绪低落，气喘、关节炎、心、脑血管疾病患者的症状易于加重。冬主水，通肾气，肾脏易在冬季发病。

　　养生宜顺应自然界闭藏之规律，当养护肾气，收藏肾精。否则，会影响春季阳气生发，还会导致春季易患呼吸道传染病。

　　因此，立冬养生，应注意固护肾气，预防风寒。

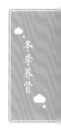

立冬物候

> 立冬，十月节。立字解见前。冬，终也，万物收藏也。
>
> ——《月令七十二候集解》

立冬，为二十四节气中的第十九个节气，冬季的第一个节气，于每年公历十一月七日前后交节，十一月二十二日前后结束。立冬的"立"是开始的意思，"冬"有终止、藏匿的意思。立冬，意味着冬季开始，万物收藏。

民间有在立冬节气进补的习俗。有条件的人会将人参、当归等滋补药材和肉类食材同炖补益身体。在古代，皇帝会于立冬日在郊区举办迎冬仪式，回程之后会赏赐群臣冬衣，并要抚恤孤寡。

在民间一直以"立冬"作为冬天的开始，但是气候学上，需连续五天日平均气温低于 10 ℃才算真正进入冬季。我国幅员辽阔，立冬节气时北方进入冬天。此时北方的冷空气常常南侵，气温有较大程度的下降，农作物要注意防寒。东北地区农作物进入越冬期，华南地区播种冬小麦。此时我国大部分地区降水显著减少，注意给土壤补充水分。

立冬初候，水始冰。

立冬初时，水已经能结成冰。

立冬二候，地始冻。

立冬中期，土地开始上冻。

立冬三候，雉入大水为蜃。

"雉"是指野鸡一类的大鸟，"蜃"为大蛤蜊。立冬的最后阶段，野鸡之类的鸟看不到了，海边出现大蛤。

295

❀ 立冬与健康 ❀

自然界与人体

自然界的阴气完全出于地，标志着冬季的开始。阴气在大地之上，并开始向天空高处上升。阳气从大地开始向地下水沉降。气候上，水开始结冰，地开始冻。

冬应肾。肾者，位于腰部，为作强之官。立冬时，循肝上升之元阴，完全出于脾，并开始逐渐上升入于心；循肺下降之元阳，从脾开始下沉，逐渐入于肾。

养生原则

宜固护肾气，预防风寒。忌烦躁、熬夜、滥补。

此时，气温下降，进入冬季。受低温和日照减少的影响，人们容易情绪低落，气喘、关节炎、心、脑血管疾病患者的症状易于加重。中医认为冬季通于肾，此时应保护肾的功能，减少消耗，预防寒冷。

❀ 立冬精神调摄：宜保持低调，积蓄能量 ❀

立冬养生宜顺应自然界闭藏之规律，以敛阴护阳为根本。精神调养上要力求其静，控制情志活动，保持精神安宁。

立冬后，人体的新陈代谢处于相对缓慢的时期，故此时养生要注重"藏"，在精神调养上要做到"……使志若伏若匿，若有私意，若以有得"，力求其静，控制情志活动，保持精神安宁，含而不露，避免烦扰，使体内的阳气得以潜藏。

立冬调神方法

立冬节气调神要做到恬淡虚无，心平气和，清净安泰。假若七情过度，则易扰动机体的阳气，使阴阳失衡，导致疾病的发生。正如明代的高濂在《遵生八笺》中所说："冬之三月，乾坤气闭，万物伏藏，君子戒谨，节嗜欲，止声色，以待阴阳之定。无竞阴阳，以全其生，合乎太清。"遇事节怒，宠辱不惊，尽量避免烦扰，使体内阳气得以潜藏，保持心态平和。对于抑郁等不良情绪，要通过适当方式宣泄出来，可外出散散步，晒晒太阳，适当参加户外活动等。

冬天"阳消阴长"，人体中的松果体因日照减少，开始分泌较多的"褪黑激素"，使肾上腺素浓度降低，人们就会情绪低落。多晒太阳，不失为调养精神的好方法。古籍《聪训斋语》中说："冬夏皆宜以日出而起…天气清旭之气，最为爽神，失堪为可惜。"现代研究也表明，晒太阳能够促进人体的血液循环、增强人体新陈代谢的能力、调节中枢神经，从而使人体舒展而感到心情舒畅。

立冬心理养生

立冬，当练心功，培养君子的品格。君子和而不同。

冬天是寒冷的，空气是凝固的。它是考验自然界万事万物的一个时节，也是考验人心理品质的一个季节。谚语有"冬栽竹"，竹具有于风霜凌厉中苍翠俨然的品格，其筛风弄月，潇洒一生，清雅淡泊，是为谦谦君子，正因为其隐喻了君子的品格。从古到今，我们做人都倡导要像竹子一样，重节、重信、坚韧、挺拔、不惧严寒。

立冬时节，万物活动趋向休止。人在立冬这样的自然律令面前，也要注意收藏，保持低调，不能招摇，"君子以俭德避难"，在冬天要准备去做一个缓冲、积累、重新孕育、积蓄能量，把自己保护起来免受伤害，这也就意味着你拥有了实现君子目标的能力。而"君子和而不同"道出了做一名真正君子需要的条件，君子行事能独立，有界限，讲原则，洁身自好，能分清楚边界，又能和他人相处起来保持和谐、融洽的关系。

君子既要修身又要修心。立冬，恰好要做一些"君子"会做的事情，君子有所为有所不为，在保护好自己的前提下，做一些力所能及的事情。但我们自己内心里面要有一些原则，并且去遵循这个原则的时候，其实就是有了独立的自我人格。如果没有这些，这个人就可能失信，失信就保护不了自己，也不可能成为君子。

立冬应该是一个人成为君子的节气，要深藏暗行，知始知终，言有物而行有恒，"君子以独立不惧"。

立冬诗词赏析

立冬日作
宋·陆游

室小财容膝，
墙低仅及肩。
方过授衣月，
又遇始裘天。
寸积篝炉炭，
铢称布被绵。
平生师陋巷，
随处一欣然。

立冬
宋·紫金霜

落水荷塘满眼枯，
西风渐作北风呼。
黄杨倔强尤一色，
白桦优柔以半疏。
门尽冷霜能醒骨，
窗临残照好读书。
拟约三九吟梅雪，
还借自家小火炉。

立冬起居：宜保证睡眠、空气流通、足部保暖，不宜盲目补

立冬宜养藏

《黄帝内经》云："冬三月，此谓闭藏。水冰地坼，无扰乎阳，早卧晚起，必待日光……此冬气之应，养藏之道也。"立冬节气的到来，标志着冬季的正式开始。

此时万物开始收藏，养生宜天人合应，顺应自然界的变化，人们要"早卧晚起，必待日光"。早睡可以养人体阳气，但现代人因为忙碌的生活，无法实现这种作息，但最迟也要在晚上十一点前入睡。起床时间最好在太阳出来以后，此时人体阳气迅速上升，起床后可头脑清醒、机智灵敏。但有些职业晚起可能比较困难，这就要尽量做到早睡不熬夜。总之，立冬要保证充足的睡眠，以利于阳气潜藏，以顺应冬季养藏之道。

立冬宜空气流通

立冬节气虽已有明显寒凉感，但不能一味地闭门、闭窗保暖，要适当开窗通风，时间可以选择在晨起或中午日光充足时。

开窗通风有诸多益处。首先是可以保持室内的空气流通。屋内温暖，但因关闭门窗，人体呼出的浊气弥漫在空气中，会引发呼吸道疾患。而开窗通风，可使得室内空气清新。再者可以改善室内湿度。室内温暖，但空气干燥、湿度低，开窗通风可缓解这个问题。尤其是雪后，潮湿的空气可湿润人们的呼吸道，减少呼吸系统疾病的发生。

冬季养肾

299

立冬宜足部保暖

进入冬季，天气明显寒冷，此时要将保暖牢记心间，尤其是足部的保暖。俗话说："寒从脚下起"。脚是人体最远端、脂肪薄、保暖能力差的部位。中医认为，足底好似一个"小人体"，有很多人体内脏的反射区，与人体的内脏关系非常密切。如果足部受凉，可能会引起感冒、腹痛、腰腿痛、痛经等诸多疾患，所以在寒冷的冬季，一定要做好足部保暖。

足部保暖要做到以下几点：一是穿好鞋袜。立冬需选择保暖、舒适的鞋，防过紧、过松、过薄的鞋。袜子要以保暖、透气性好的棉袜为宜。二是平时多活动脚部，以促进局部血液循环。尤其是久坐、久站时，要不时活动足踝。三是每晚睡前用温水泡脚，水温以 50 ～ 60 ℃为宜，时间以 15 分钟左右为宜，泡足后可用力揉擦足心，刺激足底穴位，起到消除疲劳、御寒防冻、促进睡眠的作用。

立冬不宜盲目进补

中医学认为，人类生活在自然界里，人体的生理功能往往随着季节不同而有所变化，正所谓"天人相应"。自然界的动植物，特别是谷物类植物，有"春生、夏长、秋收、冬藏"的不同。人类到了冬季，也同样处于"封藏"时期，此时服用补品、补药，可以使营养物质易于吸收储备，进而发挥更好的作用。

民间有"今年冬令进补，明年三春打虎"的说法，但科学合理进补尤为重要。

首先，补而勿乱。应该了解自己属于何种体质，该不该补。人有五脏之寒热虚实，亦有气血津液之不调。最好在中医师的辨证下合理进补，这样才能有的放矢，不犯虚虚实实之戒。

其次，补而勿腻。对于脾胃虚弱或消化不良的人们来说，首先要恢复脾胃的功能，否则服再多的补物也是无用，还有可能因进补而加重脾胃的不适。所以，立冬进补不要过于滋腻厚味，以易于消化为佳。

再者，补而勿偏。中医认为，气血阴阳相互对立，但又相互为用，立冬时节的进补要注意兼顾平衡，不可一味偏补，防止过偏而引发其他疾病。

最后，外感勿补。在患有感冒、咳嗽等外感病症时，不要进补，以免留邪为寇，后患无穷。

立冬饮食：多吃滋阴潜阳之品

立冬饮食调摄要点

立冬，是秋季向冬季过渡的节气，是初冬的开始。饮食调摄要遵循"秋冬养阴""无扰乎阳""虚者补之，寒者温之"的原则，选择食用一些滋阴潜阳的膳食，同时也要多吃新鲜蔬菜以避免维生素的缺乏。

冬季，五行为水，在人体应肾，颜色为黑色。因此，立冬开始应注意多摄入黑色食物。

冬·季·养·肾

立冬适用食材

● 栗子

【来源】又名板栗、栗果。壳斗科植物栗的种仁。

【性味归经】味甘，性温。归脾、胃、肾经。

【功效】养胃健脾，补肾强筋。

【搭配注意】与牛羊肉搭配，易致消化不良。

【适宜人群】尤其适合脾肾亏虚、咳喘、尿频者食用。

【选购技巧】以外壳颜色鲜明，带有自然光泽，表皮有一层薄绒毛、半圆形、质地坚硬、无虫眼者为佳。

● 红薯

【来源】又名甘薯、地瓜。旋花科植物番薯的块根。

【性味归经】味甘，性平。归脾、胃、大肠经。

【功效】补脾益胃，益气生津。

【搭配注意】与柿子、螃蟹搭配，易形成结石。

【适宜人群】尤其适合脾胃虚弱、少气乏力、产后缺乳、便秘者食用。

【选购技巧】以外表呈纺锤形，表面光滑，无黑洞、裂口及黑斑者为佳。

立冬适用食谱

● 五元补鸡

【原料】母鸡1只、龙眼肉30克、荔枝肉30克、红枣30克、莲子30克、枸杞子30克、冰糖适量。

【做法】

（1）母鸡去毛，去内脏，洗净。

（2）龙眼肉、荔枝肉、莲子洗净备用。红枣洗净，去核备用。

（3）龙眼肉、荔枝肉、莲子、红枣、枸杞子、冰糖放鸡腹内，鸡放钵内，加料酒、盐、葱、姜，蒸至熟烂即可。

【功效】补气益精，补血养阴。

【适宜人群】尤其适合营养不良、畏寒怕冷、乏力疲劳、月经不调、贫血、虚弱者食用。

● 板栗烧肉

【原料】板栗 150 克、五花肉 300 克。

【做法】

（1）栗子底部切一刀，放入沸水中，煮约 15 分钟，捞出，剥壳。

（2）五花肉切块，凉水入锅，焯水捞出备用。

（3）起油锅，加五花肉、葱段、姜片、料酒、生抽、老抽、少许糖，翻炒至五花肉上色，加水，大火煮开后，改小火慢炖。

（4）炖至肉微酥时，将剥好的栗子倒入，一起炖到肉和栗子都酥烂时，酌量加盐和少许白糖即可。

【功效】养胃健脾，补肾强筋。

【适宜人群】尤其适合脾肾虚弱、腰酸乏力、体质瘦弱者食用。

立冬适用药茶

● 橘桂姜茶

【组成】橘皮 15 克、肉桂 3 克、小茴香 3 克、红茶 10 克、鲜姜 3 片。

【制法】将上述食材洗净，放入锅中，加适量水，大火煮沸后闷泡 15 分钟，代茶饮用即可。

【功效】温中散寒，行气健脾。

【适宜人群】尤其适合胃寒、腹胀、消化不良、怕冷、痛经者饮用。

● 桑葚茶

【组成】桑葚 20 克、红茶 3 克。

【制法】将桑葚与红茶一同放入茶杯中，沸水冲泡，代茶饮用。

【功效】滋阴补血，补肝益肾。

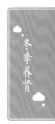
冬季养肾

【适宜人群】尤其适合头晕耳鸣、心悸、烦躁失眠、腰膝酸软、须发早白者饮用。

立冬适用药粥

● 山茱萸寄生栗子粥

【组成】山茱萸15克、桑寄生15克、栗子30克、大米100克。

【做法】

（1）桑寄生、山茱萸洗净，加水煎汁去渣。

（2）栗子去壳洗净，和大米一起放入锅中，兑入药汁，添加适量水，大火煮沸后改小火，小火熬煮成粥即可。根据个人口味可调入冰糖或蜂蜜。

【功效】健脾补肾，强腰健骨。

【适宜人群】尤其适合腰膝酸软、风湿痹痛、四肢麻木、筋骨不健者食用。

● 四黄粥

【组成】黄芪20克、黄米20克、小米50克、红薯30克、玉米渣30克。

【做法】

（1）红薯去皮切丁，黄芪片洗净。

（2）小米、黄米、玉米、黄芪、红薯一起放入锅中，加适量水，大火煮沸后改小火，小火熬煮成粥，期间注意用勺子搅拌，避免粘锅。

【功效】健脾补气，和胃安中。

【适宜人群】尤其适合体质虚弱、容易疲劳、常感乏力、反复感冒者食用。

●立冬运动：保证空气湿度舒适●

立冬运动原则

立冬时节，运动养生的原则：选择能固护肾气，预防风寒的功法。

立冬适用功法

● *传统功法*

操作：站立位，两足平开，与肩同宽，两腿绷直，两手叉腰。两臂平举自体侧缓缓抬起，至头顶上方转掌心朝上，向上作托举状。稍停顿，以腰为轴，身体前俯，双手顺势沿膀胱经下摩至足，意守涌泉穴，稍作停顿，将身体缓缓直起，双手提至腰两侧叉腰，以意引气至腰，意守命门穴。如此反复五至七次。

本功法源自八段锦之两手攀足固肾腰。

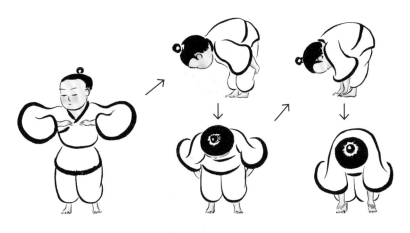

八段锦之两手攀足固肾腰

冬·季·养肾

立冬运动注意

立冬已至，除了御寒之外，还应该保持环境中的空气湿度处于舒适范围，如打开加湿器或者多饮水。

现代体育：可以选择室内棋类等益智项目、游泳、健身和室外慢跑。

立冬经络调摄：肾俞穴、大椎穴

经络调摄原则

立冬时节，经络调摄原则：宜固护肾气，预防风寒。

推膀胱经的肾俞穴、艾灸督脉的大椎穴。

经络调摄方法

● 推肾俞穴

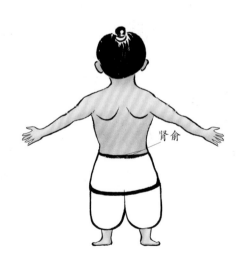

肾俞

【取穴】在腰部，当第二腰椎棘突下旁开一点五寸处。

【方法】坐位，左右手掌分别紧贴在左右肾俞穴上，同时自上而下推动手掌。或俯卧位，请助手帮助推按。力度以穴位局部微微发胀为度。推按时间为 5 分钟。

【功效】肾俞穴为膀胱经穴，亦为肾之背俞穴，为肾气输注于背部的腧穴。因此，推按此穴可以起到固护肾气的作用。

● 艾灸大椎穴

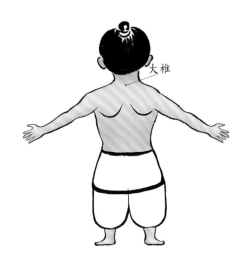

大椎

【取穴】在颈部，当第七颈椎棘突下凹陷中。

【方法】俯卧或坐位，请助手用艾条温和灸大椎穴，局部以潮红为度。每次施灸 10 分钟。

【功效】大椎穴为督脉增强抵抗力要穴，艾灸此穴可以起到预防感冒，防风寒之邪侵袭机体的作用。

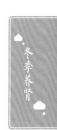

立冬养生小结

宜保持低调，积蓄能量。

宜早睡晚起，宜空气流通，宜足部保暖。

宜食用滋阴潜阳的膳食及黑色食物以养肾，如五元补鸡、板栗烧肉、山茱萸寄生栗子粥、四黄粥、桑葚茶等。

宜饮橘桂姜茶，以温中理气。

宜练习八段锦之两手攀足固肾腰。

宜推肾俞穴、艾灸大椎穴，以固护肾气，预防风寒。

不宜盲目进补，不宜烦躁，不宜熬夜。

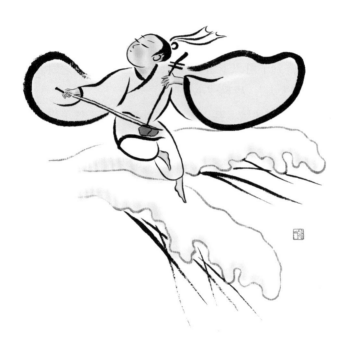

小雪，是二十四节气中的第二十个节气。

此时，天地间阴气继续上升，气温明显下降，常伴有入冬后第一次降雪。阴冷天气容易引发抑郁的情绪。

小雪养生，应注意固护肾气，滋补肾精。

❦ 小雪物候 ❧

小雪，十月中。雨下而为寒气所薄，故凝而为雪。小者，未盛之辞。

——《月令七十二候集解》

小雪，为二十四节气中的第二十个节气，冬季的第二个节气，于每年公历十一月二十二日前后交节，十二月七日前后结束。这一时节气温下降，到了可以下雪的程度，但还未到严寒之时，正所谓"地寒未甚而雪未大"，故称"小雪"。

俗话说："冬腊风腌，蓄以御冬。"小雪时节天气干燥，人们开始制作腊肉以待过年时享用。在古代，人们想在冬天吃到青菜并不容易，故会在此时制作腌菜，以延长蔬菜的保存时间。

小雪时节，强冷空气活动频繁，常伴有入冬第一次降雪。此时的农事要注意越冬作物的防冻工作，做好鱼塘越冬的准备和管理，做好牲畜越冬饲料的准备工作。

小雪初候，虹藏不见。

小雪初时，不再降雨，彩虹也就见不到了。

小雪二候，天气上升，地气下降。

小雪中期，天气上升，地气下降。

小雪三候，闭塞而成冬。

小雪的最后阶段，因为天气上升，地气下降，导致天地闭塞，故转成冬天。

·小雪与健康·

自然界与人体

自然界的阴气在天地间继续上升，逐渐蓄积。自然界的阳气继续从土沉入地下水中。自然界的温度明显降低，黄河流域到了可以下雪的程度。

小雪时，元阴继续上升入心，元阳继续下降沉入肾。

养生原则

宜固护肾气，滋补肾精。忌抑郁、外寒、燥热。

此时，气温继续下降，日照进一步减少，中国部分地区到了可以下雪的程度。阴冷天气容易引发抑郁的情绪。应注意保护肾的功能，补益肾的营养。

·小雪精神调摄：宜提升自己爱与被爱的能力·

小雪当神藏于内，拒绝情绪"感冒"。小雪节气天气常阴冷晦暗，容易引发抑郁情绪。小雪精神调摄，需顺时调神，敛阴护阳，主要着眼于"藏"字，使精神安静，淡定自若，做到"不以物喜，不以己悲"。此时若正值职称晋升时期，要正确对待，保持良好心态，避免由此产生的焦虑、抑郁等不良情绪。大家可选择登高远眺，饱览自然美景，使心胸开阔、心情愉悦，以疏泄不良情绪；也可多听听音乐，以增添生活中的乐趣，缓解紧张情绪。

小雪调神方法

小雪节气，天气时常阴冷晦暗，此时人们的心情也会受其影响，且气压偏低，人体缺乏足够的光照，特别容易引发抑郁症。

现代医学研究发现，当日照时间减少，可引起抑郁症患者脑内5-羟色胺的缺少，人随之会出现失眠、烦躁、悲观、厌世等一系列症状。为避免此类情况的发生，此时人们最好多到户外晒太阳，以保持脑内5-羟色胺的稳定。

古人云："静者寿，躁者夭。"人们在日常生活中应尽量保持思想清净，心态平和，精神畅达乐观，不为琐事劳神，不要强求名利、患得患失。只有精神安和、畅达情志、谨守虚无，使精气神内守而不失散，保持人体形神合一的生理状态，才能达到养生保健的目的。

清代医学家吴尚说过："七情之病，看花解闷，听曲消愁，有胜于服药者也。"在日常生活中大家不要只顾辛勤劳作，要学会放松，找找逸闻趣事。若劳累过度，积劳成疾，就得不偿失了。平日闲暇之余可以多晒晒太阳，和朋友聊聊天，多听听音乐或者种些花草树木，让众多美妙的事物为您增添一些生活趣味。

小雪心理养生

小雪，当提升自己爱与被爱的能力。

雪，可以视为是爱的一种凝结。人们都喜欢用水来象征爱，而雪由水凝结而来，雪是固化的水，像棉被一样覆盖着内心。人心理的"小雪"阶段，就好像内心中的爱会像水一样凝结为雪，给自己的"心"加一床保暖的被子，为提升自己爱和被爱的能力提供了一个机遇。

爱的能力是给予，是接纳，是温暖，是包容。爱别人不是举手之劳，也不能一蹴而就，需要耐心和长期不断地付出。

当今社会发展迅速，生活节奏日趋紧张，爱的能力听起来比较抽象和空泛，但具体到人与人的关系，爱的能力就是交流中的倾听，互动中的接纳。帮助也是爱人的一种直观表达，我们用真诚的内心，化作一床被子，像小雪盖住植物一样，给别人以温暖。这种温暖一旦送达，就会给他人的生命带来巨大的变化。

　　那么，什么是被爱的能力？被爱并不是被动地接受，而是需要我们培养和提升的一种能力。当我们需要爱的时候，我们要懂得求助，别人给我们爱的时候，我们要有能力接受。一个懂得运用被爱能力的人，当发现自己的能力不足以应付面前的困难时，会去向更强大的力量求助，困难就很容易过去，因此，他们的人生看起来总是一帆风顺。

　　小雪节气，寒冷却也带有温暖。这个"寒冷"预示着一个人在经历着困难和挫折；同时，我们把心中爱凝结成雪，化成一床被子，提升自己爱和被爱的能力，帮助自己获得"温暖"，也给别人送上"温暖"。

小雪诗词赏析

小雪
唐·戴叔伦

花雪随风不厌看，

更多还肯失林峦。

愁人正在书窗下，

一片飞来一片寒。

夜泊荆溪
唐·陈羽

小雪已晴芦叶暗，

长波乍急鹤声嘶。

孤舟一夜宿流水，

眼看山头月落溪。

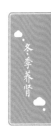

冬季养肾

小雪宜穿衣得当

随着小雪节气的到来，冬季的气候特征愈发的明显，气温逐渐降到 0 ℃以下。此时应做好保暖，但穿衣也有一定讲究。

对于冬装的选择，应以多层为好。这样既便于在室内和室外不同温度状态下增减衣服，也可以有较好的保暖性。儿童和青少年由于活泼好动，运动量较人，容易出汗，多层服装可以做到随时增减衣服，有利于防止着凉感冒。在同等薄厚的情况下，毛线编织类外套由于空隙大，防风性能差，只适于室内或无风的情况下穿着，不适宜在室外穿着。

衣料的颜色与吸收日光辐射热量有密切关系，各种颜色吸热量由大到小的顺序是：黑、紫、红、橙、绿、灰、蓝、黄、白，即由深到浅。因此，小雪后外衣宜选深色，其保暖效果更佳。

小雪宜行日光浴

随着小雪节气的到来，出现阴寒盛、阳气弱的状态。此时养生，除了养藏之道外，人们可以借助阳光来助发身体的阳气。常晒太阳，进行"日光浴"，可以起到补益阳气、温通经脉的作用。

就人体而言，背属阳，是督脉循行之处。人们可以在中午11 ～ 14 时中选取半小时的时间，温晒背部。尤其是对老人、儿童和患有胃肠疾病的人群来说，晒背尤其重要。

需要注意的是，进行"日光浴"时需：保护头和眼睛，以免由于过度曝晒引起头晕目眩、倦怠乏力；不宜在空腹、疲劳时进行日光浴，以免引起头晕等不良反应；具有较严重的心脏病、高血压、对阳光有过敏反应或体质虚弱者，进行日光浴时需适时适度，以免发生意外；即便是在寒凉的小雪时节，也不可过度暴晒，以免因紫外线过度照射引起人体皮肤衰老，甚至患上皮肤病。

小雪宜食腊肉糍粑

民间有"冬腊风腌，蓄以御冬"的习俗。随着小雪节气的到来，气温急剧下降，空气也变得更加干燥起来，此时正是加工腊肉、腊鱼的好时候。这些食物做好后，刚好就到了快过年的时候，可以拿出来当作年货。时至今日，在我国四川、湖南、湖北、江西等地，仍普遍保留着过年腌制腊鱼腊肉的习俗。

在我国南方，人们还喜爱在小雪这天吃糍粑。俗语说："十月朝，糍粑碌碌烧。"糍粑热量高，能够给人体补充能量，有抵御严寒的作用。而且，白嫩嫩、圆滚滚、软绵绵、热乎乎冒着白气的"糍粑"，给人温暖、充实的幸福感和力量感。但需要注意的是，糍粑是糯米做的，吃多了容易伤胃，不易于消化。所以，需要适量食用，尤其是脾胃虚弱者、老年人和小孩更加需要注意。

小雪不宜室温高

小雪时节，常伴有入冬第一次降雪。寒冷的季节是心、脑血管疾病、呼吸系统疾病等高发的时节，有些人为了保暖，防止疾病的发作，特意调高室内的温度，这是错误的做法。

室内温度过高，会出现室内与室外温差过大的情况，外出时更易外感风寒，引发疾病。使用空调供暖时，室内更容易干燥，人们会出现口干、咽干、咽痛的症状，也容易引发呼吸系统疾病。提倡冬季室温应保持在 18 ～ 22 ℃。

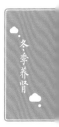

小雪饮食：多吃温补益肾之品

小雪饮食调摄要点

小雪节气，气温持续走低，天气寒冷，饮食调摄方面应以温补性食物和益肾的食物为佳，同时要注意饮食多样化，合理搭配。

小雪适用食材

● 黑豆

【来源】又名乌豆、橹豆。豆科植物大豆的黑色种子。

【性味归经】味甘，性平。归脾、肾经。

【功效】活血利水，祛风解毒，健脾益肾。

【搭配注意】与菠菜、茭白、空心菜、竹笋搭配，易形成结石；与猪肉搭配，易致消化不良。

【适宜人群】尤其适合脾虚水肿、多汗、腰膝酸软、肾虚耳鸣、尿频者食用。

【选购技巧】以表面光滑有光泽，颜色乌黑，颗粒饱满而大小均匀，无虫眼者为佳。

● 松子

【来源】又名海松子、红松果。松科植物华山松、红松、马尾松的种子。

【性味归经】味甘，性平。归肝、肺、大肠经。

【功效】补益气血，润燥通便。

【搭配注意】与羊肉搭配，易致腹胀。

【适宜人群】尤其适合贫血、营养不良、慢性便秘、肺燥咳嗽者食用。

【选购技巧】以颗粒饱满、色泽光亮、果仁乳白饱满、气味清香者为佳。

小雪适用食谱

● 松仁玉米

【原料】玉米粒 400 克、松子仁 50 克、胡萝卜 100 克、葱花 10 克。

【做法】

（1）玉米粒放入沸水，煮至八成熟，捞出沥干。

（2）大火将锅烧热，撒入松子仁，调小火不断翻炒，使松仁受热均匀，当焙至松仁为金黄色时，盛出摊在大盘中晾凉。

（3）胡萝卜洗净去皮切小粒。

（4）起油锅，爆香葱花，放入胡萝卜粒和玉米粒，放少许水，中火翻炒。

（5）最后加入晾凉的松子仁、盐，翻炒均匀即可。

【功效】益气健脾，润燥滑肠。

【适宜人群】尤其适合高血压、高血脂、便秘者食用。

● 青蒜炒腊肉

【原料】青蒜 150 克、腊肉 50 克。

【做法】

（1）腊肉洗净，放入沸水中煮 10 分钟，沥干，切成薄片。

（2）青蒜洗净，切段待用。

（3）起油锅，先爆香腊肉片，再加入青蒜段同炒，加入糖调味，即可。

【功效】健脾开胃，益气祛寒。

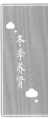

【适宜人群】尤其适合气短体虚、筋骨酸软者食用。

小雪适用药茶

● 黑豆杜仲茶

【组成】黑豆 30 克、炒杜仲 15 克、枸杞子 10 克。

【制法】将黑豆、杜仲和枸杞子一起放入壶中，加入适量水，大火煮开后转小火，煮约 20 分钟后即可代茶饮用。

【功效】补肝益肾，强壮筋骨。

【适宜人群】尤其适合肝肾亏虚、腰膝酸软者饮用。

● 益智仁茶

【组成】益智仁 15 克、甘草 5 克、蜂蜜适量。

【制法】将益智仁和甘草洗净，一起放入壶中，加适量水，大火煮开后转小火，煮约 20 分钟，调入适量蜂蜜后即可代茶饮用。

【功效】固精缩尿，温脾止泻。

【适宜人群】尤其适合肾虚遗尿、小便频数、脾寒泄泻、腹中冷痛者饮用。

小雪适用药粥

● 四黑粥

【组成】黑芝麻 20 克、黑枣 20 克、黑豆 20 克、黑米 60 克。

【做法】

（1）黑米、黑豆洗净后，提前浸泡。

（2）黑芝麻、黑枣、黑豆和黑米一起放入锅中，加适量水，大火煮沸后改小火，小火熬煮成粥即可。

【功效】补肾健脾。

【适宜人群】尤其适合头发早白、脱发、头晕耳鸣、腰酸乏力、神经衰弱者食用。

● 三仁粥

【组成】白果仁6克、甜杏仁10克、胡桃仁15克、粳米100克。

【做法】

(1) 白果仁、甜杏仁、胡桃仁，洗净，放入锅中加水煮半小时。

(2) 再放入粳米，煮至米熟即可，可加少量冰糖。

【功效】补肾固精，温肺定喘。

【适宜人群】尤其适合咳嗽、咳喘、痰多、便秘、尿频者食用。

小雪运动：注意路面湿滑

小雪运动原则

小雪时节，运动养生的原则：宜选择固护肾气，滋补肾精的功法。

小雪适用功法

● 传统功法

操作：仰卧屈膝位。两手合抱膝下的胫骨上部，头部向上举起，屈膝抱腿，举头起肩靠膝，然后偏身向左滚向地面，再举头起肩，偏身向右滚向地面。左右各做五至七次。

本功法源自南朝陶弘景《养性延命录》所载的华佗五禽戏之熊戏。

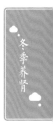

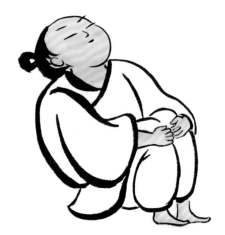

华佗五禽戏之熊戏

小雪运动注意

小雪时节，除注意保暖之外，室外健步走时还应注意路面雪后出现湿滑，防止摔倒损伤关节。

现代体育：天气转冷，适当多选择室内瑜伽、游泳和室外慢跑、健步走等。

小雪经络调摄：太溪穴、关元穴

经络调摄原则

小雪时节，经络调摄原则：宜固护肾气，滋补肾精。

艾灸肾经的太溪穴和任脉的关元穴。

经络调摄方法

● 艾灸太溪穴

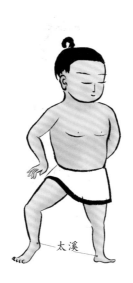

太溪

【取穴】在足内侧，当内踝高点与跟腱连线的中点凹陷处。

【方法】坐位，以艾条温和灸太溪穴，以局部潮红为度。每次左右两侧太溪穴各施灸 5 分钟。

【功效】太溪穴为肾经原穴，为肾脏原气留止的部位，艾灸此穴可以起到固护肾气的作用。

● 艾灸关元穴

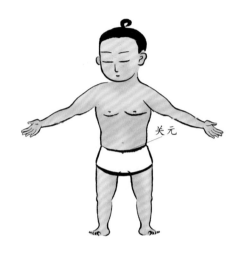

关元

【取穴】仰卧位，当前正中线脐下三寸处。

【方法】在关元穴艾灸，温和灸法，潮红为度。每次灸10分钟。

【功效】关元穴为任脉强壮要穴。艾灸关元穴有滋补肾阴、肾精的作用。

小雪养生小结

宜提升自己爱与被爱的能力。

宜穿衣得当，宜行日光浴，宜食腊肉糍粑。

宜食温补益肾的食物，如松仁玉米、青蒜炒腊肉、黑豆杜仲茶、益智仁茶、四黑粥、三仁粥等。

宜练习华佗五禽戏之熊戏。

宜艾灸太溪穴和关元穴，以固护肾气，滋补肾精。

不宜室温过高，不宜情绪抑郁。

冬季养肾

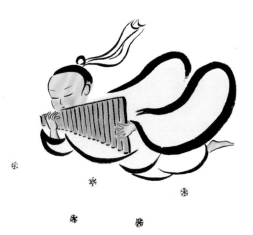

　　大雪，是二十四节气中的第二十一个节气。

　　此时，天地间阴气继续上升，气温降至冰点以下，降雪明显增多。大雪节气，摔伤、冻伤、感冒多见。雪天温度变化较大，亦容易诱发呼吸系统和心、脑血管疾病。

　　因此，大雪养生，应注意补益心肾，阴阳双补。

大雪物候

大雪，十一月节。大者，盛也。至此而雪盛矣。

——《月令七十二候集解》

大雪，为二十四节气中的第二十一个节气，冬季的第三个节气，于每年公历十二月七日前后交节，十二月二十二日前后结束。此时我国大部分地区的温度都降到冰点以下，天气越来越冷，降雪越来越多，故称"大雪"。

古代，人们有在大雪节气"藏冰"的习俗。人们在地上打一口旱井，将冰块放入井中，封好井口，待需要时取用。

大雪时节，我国东北、西北地区平均气温已达 -10 ℃以下，华北地区气温也在 0 ℃以下，此时田间管理很少。江淮以南地区小麦、油菜仍在生长，应注意施肥以安全越冬。

大雪初候，鹖鴠不鸣。

大雪初时，鹖鴠鸟不再鸣叫。

大雪二候，虎始交。

大雪中期，到了老虎开始求偶交配的时期。

大雪三候，荔挺出。

"荔"指的是马蔺草，大雪的最后阶段，马蔺草长出了地面。

大雪与健康

自然界与人体

自然界的阴气在天地间继续上升，自然界的阴气继续蓄积，即将全部上升于天。自然界的阳气，从大地继续下沉入地下水，即将完全沉入水中。我国大部分地区气温降至冰点以下。降雪明显增多。

大雪时，元阴即将完全上升入心，元阳继续下降沉入肾。

养生原则

宜补益心肾，阴阳双补。忌内疚、外伤、冻伤。

此时，气温降至冰点以下，降雪明显增多。摔伤、冻伤、感冒多见。雪天温度变化较大，易诱发呼吸系统和心、脑血管疾病。人体为了抵御寒冷，消耗较大，宜补益心肾，滋阴助阳。

大雪精神调摄：宜自省与重建

大雪时节，积雪冰封，人的情绪易处于低落状态，故应注重精神调养。此时的精神调养应着眼于"藏"，即保持精神安静，防止季节性情感失调症。精神调摄除了保持安静以外，还要学会消除冬季烦闷，及时调摄不良情绪。改变低落情绪的较好方法是多晒太阳，同时加强体育锻炼，尽量避免紧张、易怒、抑郁等情绪的发生。

大雪调神方法

大雪节气易心情低落，养心调神方面，既要静心，还要消除心中烦闷之情。

在寒冬感到心情抑郁、焦虑惆怅的时候，在学习工作紧张疲劳的时候，都可以长吁短叹一番，这样会感觉到豁达舒畅、轻松愉快。这是因为长吁短叹可使人的横膈上升，促进肺部气体排出，增加肺活量，使血液获得充分的氧气。此外，长吁短叹还能加快血液循环，让身体处于松弛状态，继而强化迷走神经，改善大脑兴奋和抑制失调的状况，故可缓解精神压力，消除紧张。

大雪心理养生

大雪，当好好自省一番，使自己获得新生。

古语云："人非圣贤，孰能无过。"在人生历程中，我们难免犯错误。尤其在青年时期，由于血气方刚，容易冲动，再加上涉世未深，更加容易犯错误，做出损人不利己的事情。这些错误通常会使我们心里产生"内疚感"，从而导致心理失衡。

处理好内疚感，是快乐和幸福的保障。如果处理不好，人生就会朝着阴暗甚至毁灭性的方向发展。也就是说，"内疚"的时间长了就会开始自责。自责会在人的脑中变成人格的部分，它会让人过得不开心。

该怎么办呢？这时，我们就需要"忏悔"。在心理学中，"忏悔"是管理心灵的一种方式，是表达内求的一个机会。

古人向来喜欢以物喻人。梅花傲雪，迎寒而开，常用于象征高风亮节的品格。雪花晶莹洁白，是洁白无瑕的代表。面对它们，非常适合我们进行"忏悔"。

大雪时节，雪的洁白和梅花的清香，有助于洗涤心灵，净化灵魂。在这样一个恰当的节气里，我们不妨仔细反思自己在这一年中所做的事情，找出我们的"原罪"，诚心忏悔。向我曾经伤害的对象，寄去一封信或打个电话，表达我们的歉意，让心中的内疚与自责随信而去，消散在茫茫风雪之中，给我们一个重新来过的机会，洗涤心灵。

大雪时节，也适合重新建立自己。

大雪节气，虽然大地被积雪覆盖，万物已经没有生机，但此时一阳之气已经开始萌发。做人有时候也会这样，在经历过失败和挫折之后，虽然还不能马上有所作为，但需要首先从思想上有所觉醒，吸取过往的经验、教训，开始重新认识自己、审视自己，真诚地面对自己，重新确立自己的方向和目标，准备建立一个全新的自己，为下一步重新回到正道，做思想和行为上的准备。

大雪诗词赏析

雪梅

宋·卢梅坡

梅雪争春未肯降，
骚人阁笔费评章。
梅须逊雪三分白，
雪却输梅一段香。

江雪

唐·柳宗元

千山鸟飞绝，
万径人踪灭。
孤舟蓑笠翁，
独钓寒江雪。

大雪起居：宜雪中欢畅、防摔、保湿防燥，不宜和衣睡

大雪宜雪中欢畅

大雪时节，天气越来越冷，降雪越来越多，故称"大雪"。此时，北方有"千里冰封，万里雪飘"的景观，南方也可能有"雪花飞舞，漫天银色"的画面。

中医讲"天人相应"，虽说冬季人们应保暖，但我们不能做"温室中的花朵"，要感受自然界的寒热温凉。大雪节气，人们可以走出家门，在雪中欢畅，打雪仗、堆雪人、滑冰，或在人工雪场滑雪，这些活动不仅可以帮助人们锻炼呼吸系统的耐寒能力，还可以愉悦心情，消除冬季的烦闷。但是，有心、脑血管疾病、慢性呼吸系统疾病的人们要量力而行，外出玩雪时做好保暖。

大雪宜谨防摔伤

大雪时节后，寒风萧萧，雪花飘飘，此时容易地面结冰，所以摔伤成为这个节气影响健康的主要危险因素。

老年人摔伤以手腕、股骨等处骨折为多，年轻人则多是软组织挫伤。从预防的角度看，雪天老年人应尽量减少户外活动，出行最好由其他人搀扶，穿防滑鞋。年轻人尽量放慢骑车或步行的速度，避免滑倒。并且，雪天不宜外出跑步。

大雪宜保湿防燥

虽说进入大雪节气，自然界应有大雪漫天飞舞的情景。但近年来，一些地区初雪却越来越晚，甚至整个冬季只有1～2次的零星

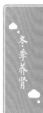

小雪。这样的气候，使得冬季比较干燥，室内湿度也较低。特别是取暖器的使用，不仅易导致皮肤粗糙起皱，甚至干裂，还易导致呼吸道黏液分泌减少，纤毛运动减弱，以致呼吸道的清除能力减弱，不能及时排出呼吸道的尘埃和细菌，易诱发和加重呼吸系统疾病。

日常起居中，应注意居室的湿度，最好有一个室内湿度计。一般而言，屋内相对湿度在 40% ～ 60% 最舒适。当湿度低了，可做相应的调节，如在地上洒些水，或用湿拖把拖地板，或在暖器附近放一盆水，以增加湿度。还可以在室内养盆水仙，或放置鱼缸养鱼，不但能调节室内相对湿度，还会使居室显得有生机。

大雪不宜和衣睡

大雪节气气温明显降低，有些人因喜暖畏寒，睡觉时总爱多穿些衣服，其实这种做法很不利于健康。

首先，人体在睡眠时，大脑、肌肉进入休息状态，中枢神经系统活动减慢，肌肉的反射运动和紧张度减弱，心脏跳动次数减少。此时脱衣而眠，可以很快消除疲劳，使身体的各器官都得到很好的休息。

其次，由于人体皮肤能分泌和散发出一些化学物质，若和衣而眠，会妨碍皮肤的正常"呼吸"和汗液的蒸发。最后，衣服对肌肉的压迫和摩擦还会影响血液循环，造成体表热量减少，更容易感到寒冷。

因此，在寒冷的冬天应穿透气性较好、随身舒适的睡衣入睡。

大雪饮食：多吃益气补血之品

大雪饮食调摄要点

大雪节气，大自然逐渐出现天寒地冻、冰封雪飘的景象。此时可适当多吃富含糖、脂肪、蛋白质和维生素的食物，以补充因天寒而消耗的能量，益气补血，滋养身体。

大雪节气，日常饮食注重温补，可以适当多吃些牛肉、兔肉和羊肉等偏温的肉类。对于寒性体质的人，在烹饪时，还可放些葱、蒜、生姜、辣椒等辅助食材。大雪气候特点是干燥、空气湿度低，此时还需注意肺的调养。在温补的同时，可多吃一些润肺、温肺、益气的食物。

大雪适用食材

● 黑芝麻

【来源】又名胡麻、脂麻。脂麻科植物脂麻的种子。

【性味归经】味甘，性平。归肝、肾、大肠经。

【功效】补肝肾，益精血，润肠燥。

【搭配注意】与鸡肉搭配，易致中毒。

【适宜人群】尤其适合头晕眼花、耳鸣耳聋、须发早白、病后脱发、肠燥便秘者食用。

【选购技巧】以颗粒大小均匀、饱满，表面有光泽，碎粒少、粒上无裂纹、无虫，不含杂质者为佳。

● 海参

【来源】又名刺参、海瓜。刺参科动物刺参或其他种海参的

全体。

【性味归经】味甘、咸，性温。归心、肾经。

【功效】补肾益精，壮阳疗痿。

【搭配注意】与水果搭配，易致消化不良；与醋搭配，易降低营养成分。

【适宜人群】尤其适合亚健康、抵抗力低下、心、脑血管疾病、糖尿病、骨质疏松、肾虚、性欲减退者以及孕妇食用。

【选购技巧】以外观颜色呈深褐色，参体完整匀称，呈棒槌形，参刺坚硬，呈倒三角状，粗壮有力，腹足密集、短、粗有力者为佳。

大雪适用食谱

● 葱烧海参

【原料】水发海参 300 克、大葱 100 克。

【做法】

（1）海参切宽片，凉水入锅，大火煮开 5 分钟，捞出沥干水分备用。

（2）将猪油烧至六成熟时放入葱段，炸至金黄色时捞出备用，葱油留用。

（3）另起锅，加入姜丝、盐、料酒、酱油和糖，大火烧开，加海参、葱段，再次烧开后转微火，煨 3 分钟，再转大火，少量多次加入水淀粉勾芡，转中火烧透收汁。

（4）最后淋入葱油即可。

【功效】补肾益精。

【适宜人群】尤其适合精血亏损、消瘦乏力、冠心病、高血压、血管硬化者食用。

● 酒酿蒸鸭

【原料】鸭子半只、酒酿 150 克、枸杞子 10 克。

【做法】

（1）鸭子剁大块，清水浸泡半小时，期间反复换水，直到血水褪去，肉色发白。

（2）浸泡之后的鸭子用清水洗净，加入酒酿，使鸭肉充分浸泡在酒酿中，依据个人口味加适量盐，静置半小时左右。

（3）锅中加水，将浸泡充分的鸭肉连同酒酿一起放入蒸锅，放入葱、姜，大火烧开后转小火，撒上枸杞，蒸至鸭肉熟软。

【功效】补气滋阴，利水消肿。

【适宜人群】尤其适合体质虚弱、食欲不振、大便干燥、水肿者食用。

大雪适用药茶

● 贞芪茶

【组成】黄芪 20 克、女贞子 20 克、红茶 6 克。

【制法】黄芪、女贞子洗净，和红茶一起放入壶中，加适量水，大火煮开后转小火，煮约 10 分钟，调入适量蜂蜜后即可代茶饮用。

【功效】滋补肝肾，补气固表。

【适宜人群】尤其适合抵抗力低下、肿瘤放化疗后、体质虚弱者饮用。

● 姜杏茶

【组成】杏仁 10 克、生姜 10 克、甘草 10 克、盐 10 克。

【制法】

（1）将杏仁捣碎，甘草研成末，同炒。

（2）生姜去皮，加盐一起捣碎。

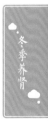

（3）混合在一起后用沸水冲泡，代茶频饮。

【功效】散寒止咳，润肺化痰。

【适宜人群】尤其适合风寒感冒、风寒咳嗽者饮用。

大雪适用药粥

● 黑芝麻枸杞粥

【组成】黑芝麻 30 克、枸杞 30 克、粳米 100 克、糯米 20 克。

【做法】糯米提前洗净浸泡后和黑芝麻、粳米一起放入锅中，加适量水，大火煮沸后转小火熬煮成粥，期间注意搅拌多次，最后放入枸杞。

【功效】补肝肾，润五脏。

【适宜人群】尤其适合五脏虚损、慢性便秘、血管硬化、肺燥咳嗽、须发早白、耳鸣、耳聋者食用。

● 大雪养生粥

【组成】生栗子 6 个、生核桃 6 个、莲子肉 6 个、枸杞子 15 克、葡萄干 15 克、陈皮 6 克、小米 50 克。

【做法】所有材料一起放入锅中，加适量水，大火煮沸后转小火熬煮成粥即可。

【功效】固肾气，养五脏。

【适宜人群】尤其适合肾虚、体弱者食用。

·大雪运动：不宜出汗过多·

大雪运动原则

大雪时节，运动养生的原则：选择宜补益心肾，阴阳双补的功法。

大雪适用功法

● *传统功法*

操作：取站裆势，双掌上提至腰间成仰掌，两掌合于腹前，指端相对，掌心向上，慢慢上提，上托至胸部翻掌，继续上举至头上方，肘欲直，掌欲平；然后双掌向左右分开，经体侧收于腰间。如此反复练习五至七次。结束时，恢复站裆势。

本功法源自少林内功之霸王举鼎。

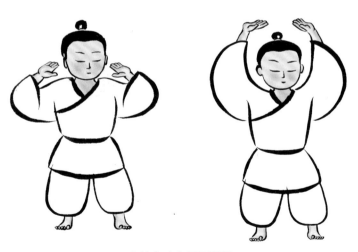

少林内功之霸王举鼎

大雪运动注意

已至大雪，气温继续下降，由于室内外温差较大，防寒的同时应该避免在室内过多出汗，需及时补充水分。

现代体育：可以多选择室内棋类益智、游泳、跑步机和室外慢跑等。

大雪经络调摄：命门穴、照海穴、巨阙穴、劳宫穴

经络调摄原则

大雪时节，经络调摄原则：宜补益心肾，阴阳双补。

艾灸督脉的命门穴、肾经的照海穴、任脉的巨阙穴，按揉心包经的劳宫穴。

经络调摄方法

● 艾灸命门穴

【取穴】在腰部正中，当第二腰椎棘突下凹陷中。

【方法】俯卧位，请助手用艾条温和灸命门穴，以局部潮红为度。每次施灸5分钟。

【功效】命门穴为督脉强腰壮肾要穴，艾灸此穴

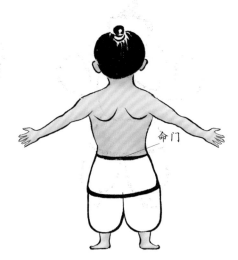

命门

可以起到补益肾阳的作用。

● 艾灸照海穴

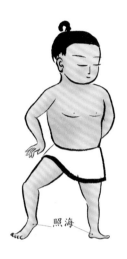

照海

【取穴】在足内侧，当内踝尖下方凹陷处。

【方法】坐位，用艾条温和灸照海穴，以局部潮红为度。两穴各施灸 5 分钟。

【功效】照海为肾经原穴，为肾之原气留止的地方。因此，艾灸此穴可以起到补益肾阴的作用。

● 艾灸巨阙穴

【取穴】在上腹部前正中线，当胸剑联合下两

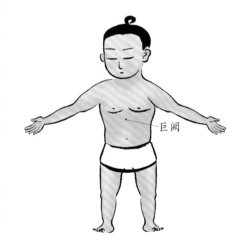

巨阙

寸，脐上六寸处。

【方法】坐位或仰卧位，用艾条温和灸巨阙穴，以局部潮红为度。施灸时间 10 分钟。

【功效】巨阙穴为心经募穴，为心之气输注于腹部的腧穴。因此，艾灸此穴可以起到补益心阴的作用。

● 按揉劳宫穴

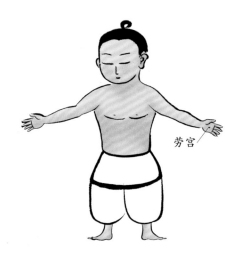

劳宫

【取穴】位于手掌心，当第三与第四掌骨之间偏于第三掌骨，握拳屈指时中指尖所指之处。

【方法】以左手握住右手掌，左手拇指指腹按揉右劳宫穴，力度以局部酸、胀、痛为度。频率为一呼一吸按压四五次，按揉 5 分钟，然后左右手位置互换，再以同样的方法按揉左劳宫穴 5 分钟。

【功效】劳宫穴为心包经荥穴，五行属火，心包为心之外卫，因此按揉此穴可以起到补益心阳的作用。

大雪养生小结

宜进行自省与重建。

宜欢畅戏雪，宜谨防摔伤，宜保湿防燥。

宜适当多吃富含糖、脂肪、蛋白质和维生素的食物，如葱烧海参、酒酿蒸鸭、贞芪茶、黑芝麻枸杞粥、大雪养生粥等，饮食应注意温补和润肺。

宜饮姜杏茶，以散寒止咳。

宜练习少林内功之霸王举鼎。

宜艾灸命门穴、照海穴、巨阙穴，按揉劳宫穴以补益心肾，阴阳双补。

运动时不宜出汗过多，不宜过于内疚，不宜过食辛辣。

冬季养肾

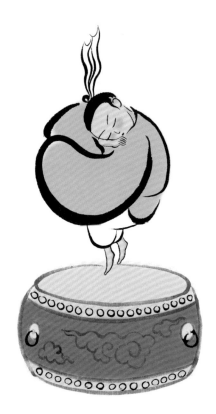

冬至，是二十四节气中的第二十二个节气。

冬至后进入"数九"，是一年中最寒冷的阶段。天地间阴极之至，阳气始生，是阴阳转化的关键节气。此时养不好身体，会影响一整年的健康状态。冬至后，人体阳气开始升发，脾胃运化能力增强，是进补强身的大好时机。此外，冬至后天气寒冷，心、脑血管病容易高发。

因此，冬至养生应注意补益心肾，预防内火。

冬至，十一月中。终藏之气至此而极也。

——《月令七十二候集解》

冬至，为二十四节气中的第二十二个节气，冬季的第四个节气，于每年公历十二月二十二日前后交节，一月六日前后结束。古人说冬至是阴极之至，阳气始生，故曰"冬至"。此时，太阳直射南回归线，北半球一年之中白昼时间最短，此日之后，白天逐渐延长。

《汉书》中说："冬至阳气起，君道长，故贺。"《晋书》记载："魏晋冬至日受万国及百僚称贺……其仪亚于正旦。"说明古代朝廷对冬至日的重视。民间更有"冬至大如年"的说法，北方人民在此节气尤其喜欢吃饺子，更有"冬至不端饺子碗，冻掉耳朵没人管"的说法。

冬至时，虽然北半球得到太阳辐射最少，但因为大气层的保温作用，此时并不是一年之中最冷的时候。我国民间有"冷在三九，热在三伏"的说法。冬至开始"数九"，历时九九八十一天，冬天就过去了。冬至日即是"数九"的第一天，此后气温还会进一步降低，进入最寒冷的阶段。

冬至节气期间我国北方一片严冬景象。长江流域平均气温一般在 5 ℃以上，冬作物仍继续生长，而华南沿海的平均气温则在 10 ℃以上。

冬至初候，蚯蚓结。

冬至初时，蚯蚓仍然蜷缩着身体。

冬至二候，麋角解。

冬至中期，麋开始解角。

冬至三候，水泉动。

冬至的最后阶段，山中的泉水可以流动。

冬至与健康

自然界与人体

自然界的阴气上升至天地间的最高处，且此时天地间的阴气最盛。从冬至节后，阴气开始下降全地面，阳气始出于深井之水面，并将上升入土。地表气温显著降低，地下深井水温热。

冬至时，元阴即将从心下降，元阳即将从肾上浮。

养生原则

宜补益心肾，预防内火。忌寒湿、过劳、辛辣。

此时，进入一年中最寒冷的阶段。天气寒冷，心、脑血管疾病容易高发。人们习惯在冬至日前后服用补药。由于冬季外界寒冷，北方室内有暖气，人们普遍缺乏有氧运动，故在冬季进补的同时，应注意预防内火。

冬至精神调摄：宜疗愈亲情关系

"冬至一阳生"。冬至时分，人体阳气开始慢慢恢复，生命运动开始由衰转盛，由静转动。所以要用科学的养生之道调护机体功能，从而保持旺盛的精力，防止早衰发生，使人能益寿延年。

在精神调养方面，要"精神少虑，恬淡虚无"，努力保持精神畅达乐观，不为琐事劳神，不为小事伤心，对人对事心平气和，不强求名利，不患得患失。合理用脑，有意识地发展心智，培养良好的性格，时刻保持快乐平和的心态，振奋精神，在日常生活中发现生活的乐趣，消除冬季的烦闷。

冬至调神方法

冬至节气在养心调神方面，要以静养为主，心境清静，以顺养初生的阳气。

要保持良好的修养，做到宽宏大量，谦让和善，精神乐观。保持"谦和辞让，敬人持己""知足不辱，知止不殆"的心态，即处世要豁达宽宏、谦让和善，生活知足无嗜欲，做到热爱生活、保持自信、勤于用脑。宋代医家陈直在《寿亲养老新书》中说："自身有病自身知，身病还将心自医，心境静时身亦静，心生还是病生时。"诗中告诫我们，只有进行自身心理保健，才可杜绝情志疾病。

养生重点是要养心。养生先养善良、宽厚之心，心底宽自然无忧。冬季养生，要静神少虑，保持精神畅达乐观，不为琐事劳神，不强求名利、患得患失；避免长期超负荷运转，防止过度劳累，积劳成疾。

《黄帝内经》中说："呼吸精气，独立守神。"《养生四要》中也说："人之学养生，曰打坐，曰调息，正是主静功夫。但要打坐调息时，便思要不使其心妄动。"由此可见，常练静功有清净养生的作用，如静坐、吐纳、调息、服气等方法。当今社会快节奏的生活使人们承受着无形的压力，身心俱疲，练"静"功不失为一个调养精神的好办法。

冬季养肾

冬至心理养生

冬至，当疗愈亲情关系，享受合家欢乐。

在冬至的"血脉"中，一直传承着中华民族合家欢乐的意义。"冬至大过年"，就是说冬至比过年更重要，它象征着合家团圆，具有天伦之乐的意义。诗云"会桃花之芳园，序天伦之乐事"。天地广大，光阴易逝，人生短暂，欢乐甚少，而家庭、亲人之间团聚带来的天伦之乐是人间最大的幸福。冬至虽是冬天最冷一天的开始，但也是我们享受亲情和疗愈家庭关系的节气，是最温暖时刻的开始。

一般情况下，心理问题都直接或间接地与他们的原生家庭有着千丝万缕的关联。冬至，在心理问题上对应的是家庭中的爱与恨，甚至是一些情感纠结。冬至时节，一家人聚一起，哪怕是围坐在一起包饺子，或做一桌热腾腾的饭菜，其意义也早已经远远超越了一顿饭的价值。那些跟家庭不和睦的人，或者是因为潜意识想要远离家乡的人，都可以趁着冬至这个时节，亲身去经历和感受一下亲情。坚持下去，你就能品到与亲人团聚中的那份快乐。

冬至诗词赏析

冬至感怀
宋·梅尧臣

衔泣想慈颜，感物哀不平。
自古九泉死，靡随新阳生。
禀命异草木，彼将美勾萌。
人实嗣其世，一衰复一荣。

冬至日独游吉祥寺
宋·苏轼

井底微阳回未回，
萧萧寒雨湿枯荄。
何人更似苏夫子，
不是花时肯独来。

冬至起居：宜食饺子、饮冬酿酒、赏腊梅，不宜过食辛辣

冬至宜进食饺子

俗话说："冬至到，吃水饺。"现在，北方大部分地区仍有在冬至这天吃饺子的习俗。

传说在东汉时期，张仲景在行医回家的路上，看到老百姓的耳朵因为寒冷被冻坏了。于是张仲景在冬至那天用羊肉、辣椒等祛寒食材做成饺子，分给老百姓吃饺子、喝汤，治好了冻伤的耳朵。从此以后，每年冬至这天，老百姓吃饺子，表示对张仲景的感谢。

其实，抛开传说，冬至吃饺子确实是有利于健康养生的。人们可以根据身体情况，搭配饺子中的馅。如：阳气虚弱，畏寒怕冷的人群，可以包羊肉馅的饺子；平时进食肉类较多，容易上火的人群，可以包白菜、萝卜等蔬菜类的素馅饺子。

饺子形状像元宝，有财源滚滚的寓意。所以，冬至吃饺子，既可健康养生，也可愉悦心情，讨个吉祥的好彩头。而在南方，会在冬至吃汤圆，搭配红糖和酒酿，滋补又暖身，也寓意着团团圆圆。

冬至宜饮冬酿酒

冬至是一个很重要的节气，因为这一天过后，阳气上升，万物开始慢慢复苏，正所谓"冬至一阳生"。此时，人们可以顺应时节，饮用冬酿酒，既可助阳气的升发，又可暖身散寒。

冬酿酒是一种苏州独有的米酒，属于民俗产品。由糯米、桂花、水发酵而成，酿成后酒体金黄，一些细细的小桂花在里面上下

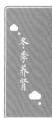

冬·季养肾

345

浮动，开瓶后清香扑鼻，饮之入口味甘甜。冬酿酒不仅可以和其他酒一样直接饮用，还可以煮、炖，加温后饮用。它的珍贵就在于一年只酿造一次，且只在冬至前销售，想再喝只能等下一年了。

中医认为，糯米酒甘甜芳醇，能刺激消化腺的分泌，增进食欲，有助消化。并且糯米经过酿制，营养成分更易于人体吸收。

冬至宜观赏腊梅

冬至开始"数九"，我国进入一年中最寒冷的阶段。此时花草树木都已凋谢，但唯有腊梅是在寒冬时候开花，盛花期在腊月隆冬时节，如诗云："墙角数枝梅，凌寒独自开。遥知不是雪，为有暗香来。"

腊梅虽没有玫瑰的娇艳欲滴，没有荷花的清淡典雅，没有牡丹的流光溢彩，但它却有着凌寒独放的勇气。腊梅又称"报春梅"，在自然界还是一片凄凉的时候，它第一个打破寒冷，呼唤春天，给万物带来了生机。

冬至时节，人们欣赏腊梅，在单调的冬季生活中寻找一份乐趣。同时也激发体内不畏艰难，奋发图强的精神，为"一年之计在于春"做好准备。

冬至不宜过食辛辣

冬至节气，天气愈发的寒冷、干燥，加之室内暖器的使用，人们容易"上火"。此时人们不宜多食辛辣燥热的食物，如辣椒、烧烤、瓜子等，避免引发口鼻干燥、口疮咽痛、消化不良、便秘等疾病。

日常生活中，应多喝水，有"上火"症状时，可以喝菊花茶或绿茶，同时适当食用蔬菜、水果，以保持营养均衡。

冬至饮食：多滋补之品

冬至饮食调摄要点

冬至节气，阴极阳生，是一年中最佳的进补时机。身体最易吸收外来的养分，发挥其滋补作用。饮食调摄方面可根据自身的体质进补，选取合适的滋补类药材和常用的食材搭配成药膳、药粥进补。

冬至适用食材

● 羊肉

【来源】牛科羊亚科动物山羊或绵羊的肉。

【性味归经】味甘，性热。归脾、肾经。

【功效】补虚益气，温中暖下。

【搭配注意】与南瓜搭配，易致肠胃不适；与富含鞣酸和果酸的食物搭配，易致消化不良。

【适宜人群】尤其适合肾虚腰疼、阳痿精衰、形瘦怕冷、病后虚寒者食用。

【选购技巧】以肉色鲜红而均匀、有光泽，肉质细而紧密、有弹性者为佳。

● 大白菜

【来源】又名大白菜、黄芽菜。十字花科植物白菜的叶球。

【性味归经】味甘，性平。归脾、胃经。

【功效】养阴益胃，利湿通淋。

【搭配注意】与动物肝脏搭配，易破坏营养成分。

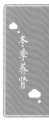
冬季养肾

【适宜人群】尤其适合肺热咳嗽、肾病、腹胀、便秘、醉酒者食用。

【选购技巧】以体型较大，叶包紧实、新鲜、无破损、无斑点、无腐烂者为佳。

冬至适用食谱

● 当归生姜羊肉汤

【原料】当归 50 克、生姜 80 克、羊肉 250 克。

【做法】

（1）羊肉剁块，沸水下锅，直至煮出血沫，捞出羊肉，洗净后备用。

（2）锅内重新加水，将羊肉、当归、生姜一起下锅。大火煮开后，放黄酒，转中火炖至肉质酥烂，加盐即可。

【功效】温中补虚，祛寒止痛。

【适宜人群】尤其适合血虚里寒的疝气、女性月经紊乱、产后腹痛、手脚冰冷、腰膝酸软、脾胃虚寒者食用。

● 白菜馅饺子

【原料】面粉 300 克、猪肉馅 500 克、白菜 300 克、鸡蛋 3 个。

【做法】

（1）猪肉馅，放入鸡蛋 3 个、胡椒、生抽、老抽、十三香、料酒、生姜、葱、花椒油、盐，混合均匀。

（2）白菜洗净，切碎，加盐腌制 20 分钟，挤去水分，淋上香油，拌匀，再和肉馅混合，拌匀。

（3）面粉放盆里，边倒温水边搅拌至呈面絮状，揉成光滑的面团，醒半小时。

（4）面醒好后，揉成团子，揪成面剂子，擀皮包馅。

（5）沸水下锅煮熟便可。

【功效】健脾益气，补肾养血。

【适宜人群】普遍适宜。

冬至适用药茶

● 妙香红枣茶

【组成】酸枣仁 15 克、枸杞子 10 克、桂圆肉 10 克、红枣 20 克。

【制法】将所有材料放入壶中，加适量水，大火煮开后转小火，煮约 20 分钟，调入适量冰糖后即可代茶饮用。

【功效】益肝肾，补气血。

【适宜人群】尤其适合贫血、失眠、心悸、胸闷者饮用。

● 黄芪山药饮

【组成】黄芪 20 克、怀山药 20 克、白扁豆 15 克、党参 10 克、核桃仁 10 克、大枣 10 克。

【制法】

（1）山药洗净，切片剁碎。核桃仁、白扁豆磨成细末。党参、黄芪装入纱布袋内，扎口。大枣洗去浮灰。

（2）上述材料放入锅中，加适量水，大火煮沸后改小火煮半小时，去药渣饮用。

【功效】健脾补肾。

【适宜人群】尤其适合面色萎黄、体倦乏力、气短、消化不良者饮用。

冬至适用药粥

● 人参山药瘦肉粥

【组成】人参 15 克、山药 50 克、瘦猪肉 50 克、小米 100 克。

【做法】

（1）瘦猪肉洗净，切片。

（2）山药去皮洗净，切块。

（3）将人参、山药、瘦肉、小米一起放入锅中，加水同煮成粥，加盐调味即可。

【功效】补元气，益脾胃。

【适宜人群】尤其适合元气亏虚、气短乏力、倦怠易疲劳、术后体虚者食用。

● 菟丝桂圆粥

【组成】菟丝子 20 克、桂圆干 20 克、粳米 100 克。

【做法】

（1）菟丝子洗净，加水煮半小时后去渣取汁。

（2）将桂圆干、粳米加入菟丝子汁中，加水，大火煮沸后改小火熬煮成粥即可。可根据个人口味加入适量冰糖或白砂糖。

【功效】补肾益精，宁心安神。

【适宜人群】尤其适合阳痿、遗精、尿频、腰膝酸软、心慌气短、失眠者食用。

冬至运动：防止拉伤、冻伤

冬至运动原则

冬至时节，运动养生的原则：宜选择补益心肾，预防内火的功法。

冬至适用功法

● **传统功法**

操作：取平坐位，双下肢前伸，左右分开，与肩同宽，两手半握拳，按在两膝关节上，双肘关节微屈，分别朝向左右斜前方，拳眼向腹，拳心朝外，上身略前屈，用力以拳压膝；重心后移，以拳轻轻按膝。如此五至七次。然后，做叩齿、吐纳、吞津收功。

本功法源自明代高濂《遵生八笺》所载的陈希夷冬至坐功。

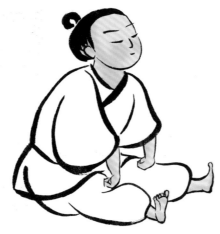

陈希夷冬至坐功

冬至运动注意

冬至为三九开始的时节，气温下降明显，室外活动时一定要充分热身，防止因寒冷导致肌肉紧张拉伤。另外要将手脚捂好，防止冻伤。

现代体育：我们可多选择室内活动，如跑步机、游泳和室内跳绳等。

冬至经络调摄：涌泉穴、少府穴

经络调摄原则

冬至时节，经络调摄原则：补益心肾，预防内火。

艾灸肾经的涌泉穴，按揉心经的少府穴。

经络调摄方法

● 艾灸涌泉穴

【取穴】足底，当足底第三跖趾缝纹头端与足跟连线的前三分之一与后三分之二交点上。

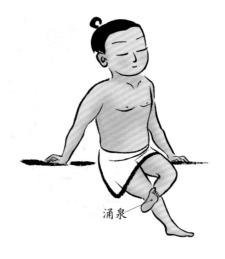

涌泉

【方法】坐位，用艾条温和灸涌泉穴，以局部潮红为度。两穴各施灸5分钟。

【功效】涌泉穴为肾经井穴，此穴为补肾要穴，艾灸此穴有补益肾阴的作用。同时此穴位于足底，艾灸此穴还有潜降虚火的功效，可有效预防内火上炎。

● 按揉少府穴

【取穴】在手掌，当手掌第四与第五掌骨之间，握拳时，小指尖所指处。取穴时仰掌，手指屈向掌心横纹，当小指指尖下凹陷处是穴。

【方法】以左手握住右手掌，左手拇指指腹按揉在右少府穴，力度以局部酸、胀、痛为度。频率为一呼一吸按压四五次，按揉 5 分钟，然后左右手位置互换，再以同样的方法按揉左少府穴 5 分钟。

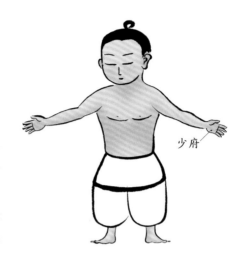

少府

【功效】少府穴为心经荥穴，五行属火。接下来此穴可清心除烦，预防心火，还有安神补心的功效。

冬至养生小结

宜疗愈亲情关系，享受合家欢乐。

宜进食饺子，宜饮冬酿酒，宜观赏腊梅，宜防冻伤。

宜根据体质进行滋补，如当归生姜羊肉汤、黄芪山药饮、妙香红枣茶。

宜食菟丝桂圆粥，以益气温阳；食人参山药瘦肉粥、白菜馅饺子，以益气补肾养血。

宜练习陈希夷冬至坐功。

宜艾灸涌泉穴，按揉少府穴，以补益心肾，预防内火。

不宜过食辛辣，不宜过劳。

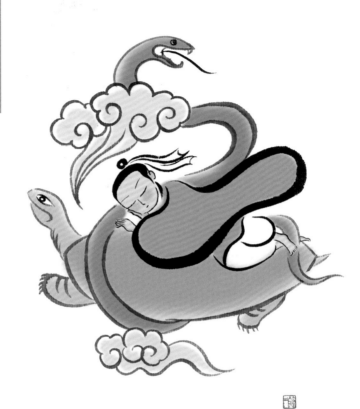

小寒

小寒，是二十四节气中的第二十三个节气。

此时，天地间阴气自天而降，阳气从地下水上升，天地间一派寒凉景象。寒冷的气候可诱发心、脑血管、胃肠、关节等疾病，并会加重手足冰凉的症状。

因此，小寒养生，应注意补益脾肾，生津润燥。

小寒物候

小寒，十二月节。月初寒尚小，故云。月半则大矣。

——《月令七十二候集解》

小寒，为二十四节气中的第二十三个节气，冬季的第五个节气，于每年公历一月六日前后交节，一月二十一日前后结束。古时黄河流域地区，小寒时节没有大寒时节寒冷，故曰"小寒"。从这个时候开始，我国进入一年中最为寒冷的阶段。

小寒时节临近年尾，人们忙着为过春节做准备，年味越来越浓。

我国大部分地区在小寒和大寒期间都是最冷的时期，北方地区均呈一派严冬的景象。秦岭、淮河一线平均气温在 0 ℃左右，此线以南不会有季节性的冻土，冬作物也没有明显的越冬期。此时我国北方处在歇冬期，海南和华南大部分地区则主要是做好防寒防冻。

小寒初候，雁北乡。

小寒初时，大雁开始向北迁移。

小寒二候，鹊始巢。

小寒中期，喜鹊开始筑巢。

小寒三候，雉始鸲。

小寒的最后阶段，雉开始鸣叫。

小寒与健康

自然界与人体

自然界的阴气开始下降，人在大地上感到从天而降的阴寒之气扑面而来，故觉天寒地冻。阳气从地下水上升入土。大地之上一片严冬。

小寒，元阴从心，继续向脾土下降。元阳从肾，继续向脾土升浮。

养生原则

宜补益脾肾，生津润燥。忌心火、急躁、大汗。

此时，正值严寒，空气干燥。寒冷的气候可诱发心、脑血管、胃肠、关节等疾病，并会加重手足冰凉的症状。做应增强脾胃运化功能，补益肾气，养阴润燥。

小寒精神调摄：宜破除执念，让内心充满温暖

在小寒之时，应敛精藏气，以保精养神。《黄帝内经·素问·四气调神大论》指出："使志若伏若匿，若有私意，若已有得。"就是要人们避免各种不良的干扰刺激，处于"恬淡虚无，真气从之"的状态，方可使心神安静自如，含而不露，秘而不宣，给人以愉悦之美。

小寒节气阳气潜伏，精神调摄方面，应宁神定志，勿劳神忧

事。凡事不强求，要顺其自然，处世时泰然，得益时淡然，困境时超然，不以物喜，不以己悲，保持一颗平常心。

小寒调神方法

小寒时节寒风凛冽，阴雪纷纷，易扰乱人体阳气，使人萎靡不振。现代医学研究表明，冬天日照减少，易引发抑郁症，使人情绪低落，郁郁寡欢，懒得动弹。为了避免以上情况，在阳光较好的时候，我们可以尽量到外面多晒太阳，多参加丰富多彩的文体娱乐活动，并注意动静结合。动可健身，静可养神，体健神旺，可一扫暮气，振奋精神。

小寒天冷，不宜外出时，不妨在家中练练书法，也可调养心神。书法素有"纸上音乐"之称，或纤细如线似行云流水，或刚劲如铁似苍松峭壁。现代医学也认为书法对健康长寿大有益处。因为养生要动，养心要静，练习书法有动亦有静。动可调畅气血，通行经脉。因为写字时必须集中精力，心正气和，灵活地运用手、腕、肘、臂的动作，以调动全身的气和力，使全身气血畅达，五脏和谐。静能宁心安神。一方面，书法是用意念控制手中之笔，需要凝神绝虑、排出杂念，以"静"制"动"；另一方面，练习书法时需要调整呼吸，平心静气，冥想凝神，感觉一切浮华喧嚣似乎都退居身后，从而对修身养性、延年益寿大有裨益。

小寒时节天气虽冷，却仍有花儿开放。其中梅花的开放也是小寒到来的标志，之后山茶和水仙也相继盛开，给冬日的大地带来别样的情趣。放眼望去，满目枯黄的景象中，腊梅和山茶傲霜斗雪，一阵阵清香扑鼻而来，正所谓"隆冬时节雪皑皑，关中大地生气然。不畏严冬吐芳艳，吾赏梅节心喜悦。"这个时候可外出观雪赏花，以放松心情，舒展胸怀，忘却烦恼，净化心灵。

冬季养肾

小寒心理养生

小寒，当使自己的心温暖起来，练就"心九阳神功"。

首先，最重要的是能够舍我，必须要破掉"我"的执念。通俗一点讲，就是不要把自己看得太重要。其次，需要我们收敛，应当给我们的心戴一顶帽子，隔离这些干扰，或者干脆就与这些干扰说再见，不要留恋。当你拥有了切掉的勇气，你便练就了"心九阳神功"的"真气"。

在小寒这个最寒冷的节气，让我们练就"心九阳神功"，让自己不再受伤害。当我们练好"心九阳神功"，我们在心理上就具备了大爱的能力，充满温暖，也能够为他人带去帮助。让别人跟我们相处时，能够感觉到我们的爱，感受到我们这种无穷无尽的力量。

小寒诗词赏析

小寒
唐·元稹

小寒连大吕，欢鹊垒新巢。
拾食寻河曲，衔紫绕树梢。
霜鹰近北首，雊雉隐丛茅。
莫怪严凝切，春冬正月交。

早梅
唐·张谓

一树寒梅白玉条，
迥临村路傍溪桥。
不知近水花先发，
疑是经冬雪未销。

小寒起居：宜戴口罩、行三九灸、食糯米饭，不宜靠墙睡

小寒宜佩戴口罩

小寒时节，自然界呈现出天寒地冻的感觉。中医讲"肺为娇脏"，冬季是感冒、流感的高发季节，容易出现呼吸系统疾病。人们外出时需要佩戴口罩，尤其是到人多嘈杂的场所。因为，戴上口罩，既能抵御寒冷，又可以在一定程度上预防呼吸道疾病。但是，戴口罩也有讲究，要不然反而弄巧成拙，招惹疾病。

戴口罩必须口鼻都遮着，不要露出鼻子，否则起不到隔离呼吸道传播的作用；口罩只能单面使用，不要未经清洗又反过来再戴。两面乱用，会将口罩外面的细菌、灰尘直接紧贴面部；一次性口罩要每天更换新的，不要反复多日使用；户外活动时，青少年和成年人不提倡多戴口罩，应该接受外界寒冷的刺激，使抗病能力增加。

小寒宜行三九灸

小寒节气在"三九天"内，而"三九天"是一年中最冷的时候。自然界天寒地冻，中医讲"天人相应"，此时人体亦是阳气敛藏，可能出现寒性病症，如呼吸系统疾病、消化系统疾病、骨关节病、畏寒怕冷等等。此时，可以采用艾灸，即"三九灸"。艾灸有祛风散寒、健脾补肾、温阳益气、通经止痛的作用，而冬季又是"冬病冬治"的好时机。

使用艾灸时需要注意：艾灸是以火熏之，施灸时应避免烫伤。皮薄、肌少部位不要艾灸，大血管、心脏部位也不要艾灸。

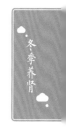

冬季养肾

小寒宜食糯米饭

俗语说："小寒大寒，无风自寒。"正所谓"数九寒天"，北方的冬天非常寒冷，尤其是到了小寒节气，南方虽然没有北方峻冷凛冽，但是气温亦明显下降。此时人们对热量的需求也变得越来越高，只有补充更多的热量，才能更好地抵御严寒。

小寒节气，除了吃羊肉散风寒，吃一碗传统的腊味糯米饭绝对是寒冷天气的最佳选择，尤其是在广东地区。制作上，可以用糯米混合香米，把腊肉和腊肠切碎，炒熟，拌在饭中。人们认为糯米比大米含糖量更高一些，热量更高一些，吃着更容易暖和，同时糯米本身也有补气养血的功效。

小寒不宜靠墙睡

小寒节气，我国进入最为寒冷的时节。在室内，墙壁的温度和室温可以相差 3～8 ℃，尤其是夜间，墙面更是寒气明显。如果人体靠墙而睡，墙壁的寒气会对人体造成伤害，很有可能诱发一些寒性病症，如关节炎、类风湿、消化道疾病等，女性可能导致痛经，严重的甚至导致心、脑血管疾病的发作。

在居室布置上，建议床与墙壁距离 20 厘米以上，如果因面积所限一定要把床具挨着墙，则可以在床和墙之间以木板阻隔，以抵抗寒气的对人体的伤害。

小寒饮食：少黏硬少生冷

小寒饮食调摄要点

小寒节气，开始进入一年中最冰冷的时段，饮食调摄方面应以温热食材为主，适当多摄入高热量、高蛋白、高营养饮食，切忌黏硬、生冷食物。

小寒适用食材

● 白萝卜

【来源】又名芦菔、莱菔。十字花科植物萝卜的根茎。

【性味归经】味甘、辛，性凉。归胃、肺经。

【功效】消食化痰，下气宽中。

【搭配注意】与胡萝卜搭配，易降低营养成分。

【适宜人群】尤其适合食积胀满、咳嗽失音、吐血衄血、小便不利、大便干燥、醉酒者食用。

【选购技巧】以个体大小均匀，根形圆整，表皮光滑，无开裂、分叉，无斑点，萝卜瘿新鲜者为佳。

● 肉桂

【来源】又名桂皮、官桂。樟科植物肉桂的树皮。

【性味归经】味甘、辛，性热。归肾、脾、心、肝经。

【功效】温脾胃，暖肝肾，祛寒止痛，散瘀消肿。

【搭配注意】与山竹搭配，易降低营养成分。

【适宜人群】尤其适合平素畏寒怕冷、手脚凉、胃寒冷痛、肠鸣泄泻、腰膝冷痛、风寒湿性关节炎、产后腹痛、经期小腹发凉冷

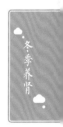
冬·季养肾

痛以及寒性闭经者食用。

【选购技巧】以外形完整，无霉变，呈红棕色，皮厚体重，不破碎，油性大、香气浓、甜味浓而微辛，嚼之渣少者为佳。

小寒适用食谱

● **鲫鱼豆腐汤**

【原料】鲫鱼 400 克、豆腐 300 克。

【做法】

（1）将豆腐切块，盐水渍 5 分钟，沥干待用。

（2）鲫鱼去鳞和内脏，抹上料酒，用盐腌渍 10 分钟。

（3）起油锅，爆香姜片，鱼煎至两面焦黄后加适量水，小火煮约 20 分钟。

（4）放入豆腐，大火煮开转中火继续煮 10 分钟。出锅前加入盐调味即可。

【功效】益气养血，健脾祛湿。

【适宜人群】尤其适合肝炎、肾炎、高血压、心脏病、蛋白偏低、抵抗力弱、产后乳少者食用。

● **陈皮砂仁牛肉汤**

【原料】牛肉 500 克、砂仁 10 克、陈皮 10 克、桂皮 10 克。

【做法】

（1）牛肉洗净切块，沸水下锅，焯好捞出。

（2）砂仁、陈皮、桂皮清水冲洗，备用。

（3）将牛肉、砂仁、陈皮、桂皮一起放入锅中，加生姜、葱、料酒，加清水，大火煮开后转小火炖至熟烂，加盐调味即可。

【功效】补脾和胃，益气增血，强筋健骨。

【适宜人群】尤其适合脾胃虚寒、食欲不振、身体瘦弱、抵抗力低下者食用。

小寒适用药茶

● 肉桂红枣茶

【组成】肉桂 9 克、红枣 30 克。

【制法】将所有材料放入壶中，加适量水，大火煮开后转小火，煮约 20 分钟，调入适量冰糖后即可代茶饮用。

【功效】补火助阳，散寒止痛。

【适宜人群】尤其适合脾胃虚寒引起的脘腹冷痛，肾阳不足引起的腰膝冷痛、夜尿频多、滑精遗尿者饮用。

● 姜枣陈皮茶

【组成】红枣 10 克、生姜 5 克、陈皮 5 克、红茶 3 克。

【制法】

(1) 红枣洗净去核，生姜切片，备用。

(2) 将陈皮放入锅中，加适量水，大火煮开后改用小火煎煮，半小时后去渣，取汁液，备用。

(3) 用陈皮汁液冲泡红茶、姜片、红枣，加盖闷泡 20 分钟左右，直至香味飘出，即可饮用。

【功效】驱寒养胃。

【适宜人群】尤其适合脾胃虚寒、胃痛、消化不良、四肢发凉者饮用。

小寒适用药粥

● 腊八粥

【组成】花生 20 克、红枣 20 克、红豆 20 克、薏米 20 克、莲子 20 克、黑豆 20 克、糯米 100 克、冰糖适量。

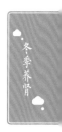

冬季养肾

【做法】

（1）所有材料洗净，提前浸泡。

（2）锅中放入所有食材，加适量清水熬煮成粥即可，最后根据个人口味加冰糖调味。

【功效】健脾益气。

【适宜人群】普遍适宜。

● 阿胶糯米粥

【组成】阿胶 20 克、糯米 100 克、红糖适量。

【做法】糯米洗净，入锅加清水煮成粥，再加入捣碎的阿胶粒，边煮边搅均匀，加红糖即可。

【功效】滋阴养血。

【适宜人群】尤其适合月经紊乱、头晕乏力、口干烦躁、手足心热、盗汗、失眠者食用。

小寒运动：保证身体能量充足

小寒运动原则

小寒时节，运动养生的原则：宜选择补益脾肾，生津润燥的功法。

小寒适用功法

● 传统功法

操作：站立位。两足并拢，两腿直立，身体放松，两手臂自然下垂，手指并拢，掌心向前。随后双手平掌下按，顺势将两脚跟向上提起，稍作停顿，将两脚跟下落着地。反复练习五至七次。

本功法源自八段锦之背后七颠百病消。

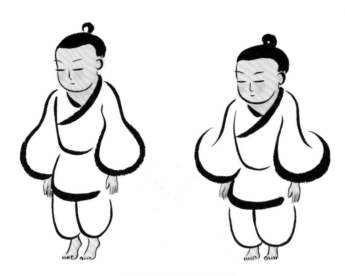

八段锦之背后七颠百病消

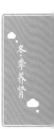

小寒运动注意

正值数九寒冬，身体逐渐适应低温环境，但还是应该补充高热量、高蛋白和高水分的食物，保证身体能量的充足。

现代体育：尽量多选择室内活动，如跑步机、游泳和健身等。

小寒经络调摄：脾俞穴、水分穴、命门穴

经络调摄原则

小寒时节，经络调摄原则：宜补益脾肾，生津润燥。

按揉膀胱经的脾俞穴、任脉的水分穴，艾灸督脉的命门穴。

经络调摄方法

● **按揉脾俞穴**

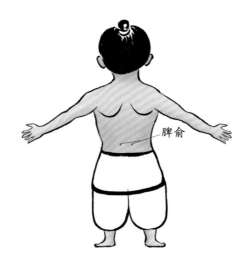

脾俞

【取穴】俯卧位，当第十一胸椎棘突下，旁开一点五寸处。

【方法】俯卧位，请助手左手拇指指腹逆时针按揉左侧脾俞穴，同时右手拇指指腹顺时针按揉右侧脾俞穴，力度以局部酸、胀、痛为度。频率为一呼一吸按压四五次，按揉 5 分钟。

【功效】脾俞穴为膀胱经穴，也是脾脏的背俞穴，脾之气输注于此，按揉此穴可以起到补脾气的作用。

● 按揉水分穴

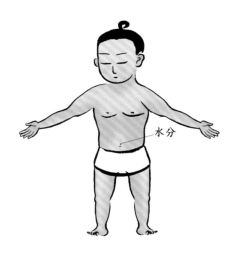

水分

【取穴】仰卧位，在前正中线，当脐上一寸处。

【方法】右手掌心按在水分穴上，顺时针按揉。力度以脐腹部微胀为度。按揉时间为5分钟，频率为一呼一吸四五次。

【功效】水分穴为任脉穴，善于通调水液。按揉此穴可以助脾运化，生津润燥。

● 艾灸命门穴

【取穴】在腰部，当第二腰椎棘突下凹陷中。

【方法】俯卧或坐位，请助手用艾条温和灸命门穴，以局部潮红为度。每次施灸10分钟。

【功效】命门穴为督脉补肾要穴，艾灸此穴可以起到滋补肾气、肾阳的作用。

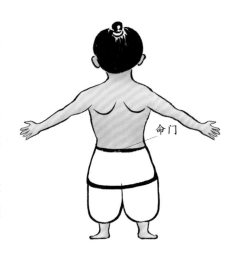

命门

小寒养生小结

宜破除执念，让内心充满温暖。

宜佩戴口罩，宜行三九灸，宜食糯米饭。

宜进食温热的食材，适当增加高热量、高蛋白、高营养的饮食，如补益气血的鲫鱼豆腐汤、陈皮砂仁牛肉汤、八宝粥、阿胶糯米粥。

宜饮用肉桂红枣茶、姜枣陈皮茶，以温阳养胃。

宜练习八段锦之背后七颠百病消。

宜按揉脾俞穴、水分穴，艾灸命门穴，以补益脾肾。

不宜靠墙睡，切忌黏硬、生冷的食物，不宜运动过汗。

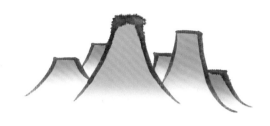

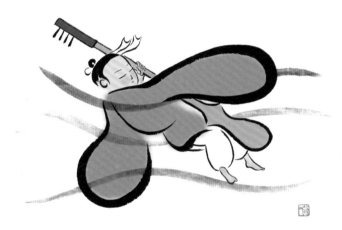

大寒，是二十四节气中的第二十四个节气。

自然界继续阴降阳升，此时寒潮频发，起伏不定的气温会引发风寒感冒、慢性支气管炎、心、脑血管疾病、胃炎等。人们较多食用温热食物，再加上天气干燥、室内温度高，容易出现口苦、咽干、咽痛、便秘等内火症状。

因此，大寒养生应注意补益肺、脾、肾，预防内火。

大寒，十二月中。解见前。

——《月令七十二候集解》

大寒，为二十四节气中的第二十四个节气，冬季的第六个也是最后一个节气，于每年公历一月二十一日前后交节，二月四日前后结束。大寒是表示天气寒冷程度的节气。大寒期间天气冷到了极点，故谓之"大"。

大寒节气往往和年末重合。人们会为过年奔波——赶集市、屯年货、除旧布新。

大寒期间，寒潮活动频繁，是我国大部分地区一年中非常冷的时期，风大，低温，地面积雪不化，到处呈现出天寒地冻的严寒景象。

大寒节气，全国各地农活依旧很少。南方地区仍要加强小麦及其他作物的田间管理。

大寒初候，鸡乳。

大寒初时，鸡开始孵小鸡了。

大寒二候，征鸟厉疾。

大寒中期，猛禽变得更凶猛了。

大寒三候，水泽腹坚。

大寒的最后阶段，水域中的冰冻得最结实、最厚。

自然界与人体

自然界的阴气继续下降，人在大地上，感到从天而降的阴气携带大量寒气扑面而来，故觉得气温更低。阳气继续在土中上升。天寒地冻，冰冻得最厚实。

四季之末应脾，大寒节气应脾。

大寒时，元阴从心，继续向脾土下降，并将于十五天后抵达脾土。元阳从肾，继续向脾土升浮，并将于十五天后抵达脾土。

养生原则

宜补益肺、脾、肾，预防内火。忌过劳、风寒、辛辣。

进入大寒节气，寒潮频发，起伏不定的气温会引发风寒感冒、慢性支气管炎、心、脑血管疾病、胃炎等。在冬季进补的同时，应注意预防内火。

● 大寒精神调摄：宜放松身心，控制情绪 ●

大寒节气，是"运""气"循环变化的开始。虽仍处于寒冷时期，但已隐隐感受到春季的气息。此时人的身心状态均应随季节的变化而调整，以适应新的一年。

精神调摄方面，应敛气少虑，做到"暖身先暖心，心暖则身温"。就是说心神旺盛则气机通畅、血脉顺和，全身四肢百骸才能温暖，方可抵御严寒的侵袭。因此，在大寒养生，要怡养心神，敛气少虑，保持精神畅达乐观。可通过适宜的娱乐活动来调剂，保持心情舒畅，使体内的气血和顺，不扰乱机体内闭藏的阳气，做到"正气存内，邪不可干"。

大寒调神方法

大寒适逢春节前后，春节假期较长，一些平时工作异常紧张的人一旦清闲下来，不知道该干什么，容易出现抑郁、失落、焦躁等负面情绪。为了防止上述情况的出现，我们可以选择走亲访友、读书听歌、旅游观光等方式放松自己的身心，走出工作时那种高度紧张的状态。

春节期间少不了亲朋好友欢聚，此时精神调养还应注意避免过喜。尤其是老年人，更要注意控制自己的情绪，力求保持心情舒畅、心境平和，使体内的气血和顺，不扰乱机体内闭藏的阳气，避免发生心、脑血管疾病。

大寒心理养生

大寒，当团队合作，发挥团队的力量。

大寒这个寒冷的节气，仅凭一个人的力量是很难熬的。俗话说："众人拾柴火焰高"，指的就是通过团结团队使自己更有力量，我们更容易度过寒冬，为来年良好的发展和心理健康的经营打下基础。

在团队中，希望我们能够认识到其他成员是什么类型，合理处理好自己与其他成员的关系，应当有"我很重要，别人也很重要"的观念，并根据其他成员的类型，寻找与他们融洽相处的方式。比如，团队中既有能力又有性格的人，我们在合作时可以稍加小心，不要触碰他们的火线。一般情况下，他们的火线都是很明显的，所以只要留心，就不会引发不愉快。

我们还要时常提醒自己，不要把其他成员的性格上升到道德层面。也就是说，团队里某人的脾气不太好、不太合群，这只是他的性格使然。我们不能认定是他的品德不好而把他当成坏人。

大寒诗词赏析

苦寒吟
唐·孟郊

天寒色青苍，北风叫枯桑。
厚冰无裂文，短日有冷光。
敲石不得火，壮阴正夺阳。
调苦竟何言，冻吟成此章。

大寒吟
宋·邵雍

旧雪未及消，新雪又拥户。
阶前冻银床，檐头冰钟乳。
清日无光辉，烈风正号怒。
人口各有舌，言语不能吐。

冬·季·养肾

大寒起居：宜赏冰灯、防冻伤、防血管病，不宜早晚外出

大寒宜观赏冰灯

大寒时节是一年中最冷的时候，尤其是我国北方地区，如东北、内蒙古等地，最低气温可达到零下几十度。冰灯于一百多年前出现在我国北方，多年流传下来，既是民俗，也是一门艺术。所以大雪节气，正是制作冰灯、观赏冰灯的最佳时候。

晶莹剔透、栩栩如生的冰雕艺术，在五光十色的灯光下，显得如梦如幻般美妙。近年来，随着科技的发展，冰灯展示中巧妙地融入了声、光、动等形式。冰灯艺术为寒冷、萧条的冬季注入一丝休闲的元素，使人们走出家门，感受冬季独有的快乐，愉悦心情。

大寒宜谨防冻伤

大寒时节，天气最为寒冷。北方的人们会因为天气严寒出现手足冻伤，南方的人们也会因为天气湿冷、没有暖气，出现冻伤。

为了有效防止冻伤的发生，人们要做到以下四点：

一、加强保暖。冬季第一要事是保暖，但不仅仅是添加身上的衣服，出门要记得佩戴手套、帽子。

二、规律锻炼。在工作、学习的间隙，做小幅度的活动，可以是十几分钟，即可增加热量。另外，长时间坐位工作的人们，可不时活动足踝，起到改善腿部血液循环的作用。

三、睡前泡脚。睡觉之前热水泡脚，不仅能防止晚上足部发冷，还能使人更易入睡。可以选用中药煮水泡足，红花 15 克、生

艾叶 9 克、桂枝 15 克、干姜 10 克，有散寒通络的功效。

四、适当吃高热量的食物。人有很大一部分的热能是从食物中摄取的，冬天宜适当吃一些高热量的食物，如牛肉、羊肉、糯米饭等。

大寒宜防血管病

寒冷的冬季是心、脑血管疾病高发的时期。气温明显下降，血管收缩，血管变脆变硬，易导致血压升高、心脏负荷加大。如果本身就有"三高"，那血管堵塞的概率就会更高，也就更容易出现心梗和脑卒中。

大寒节气，预防心、脑血管疾病的发生，需要做到以下几点：

一、愉悦心情。尤其是冠心病、高血压患者，要保持情绪愉悦、平和，不要让情绪起伏太大。

二、适当运动。运动量减少会造成血流缓慢、血脂升高，所以要合理安排运动时间，控制好运动量。冬季要等太阳升起来之后再去锻炼。此时，温度回升，可避免机体突然受到寒冷刺激而发病。

三、规律服药，及时就医。根据疾病，规律服用药物，监测血压，出现不适症状，及时就医，不要耽误治疗。

大寒不宜早晚外出

大寒节气，天气寒冷，昼夜温差很大，如若早晚外出，人体容易受寒，引发疾病，严重时会出现心、脑血管疾病。而且，冬季夜长昼短，早晚天色黑，对于老年人而言，天黑后尽量不出门，以防摔倒。

建议大寒节气的起居生活，应如《黄帝内经》所说："早卧晚起，必待日光"，养生要顺应"收藏之道"。尽量避免在早晨和傍晚出门，尤其是年老体弱者和儿童。如若早晚外出时，需适当添加衣物，一定要做好保暖，穿戴好帽子、围脖、手套。

● 大寒饮食：多温热少燥热 ●

大寒饮食调摄要点

大寒节气是冬藏转春生的开始。饮食调摄方面，宜食温热之品，但燥热之物不可过食。

大寒适用食材

● 韭黄

【来源】又名韭芽、黄韭芽、黄韭。百合科植物韭的叶，经软化栽培变黄的产品。

【性味归经】味甘，性温。归肝、胃、肾经。

【功效】温中开胃，行气活血，补肾助阳。

【搭配注意】与牛肉搭配，易致上火；与菠菜、蜂蜜搭配，易致腹泻。

【适宜人群】尤其适合便秘、体质虚寒、产后乳汁不足、阳痿、遗精者食用。

【选购技巧】以叶片无枯萎、腐烂者为佳。

● 芥菜

【来源】又名大芥、雪里蕻。十字花科植物芥菜的嫩茎叶。

【性味归经】味辛，性温。归肺、大肠经。

【功效】宣肺豁痰，温胃散寒。

【搭配注意】与鲫鱼搭配，易致水肿；与鸡肉搭配，易致消化不良。

【适宜人群】尤其适合便秘、风寒咳嗽、风寒感冒、胃寒、胸膈满闷者食用。

【选购技巧】以鲜嫩、无烂叶者为佳。

大寒适用食谱

● 芥菜炒年糕

【原料】芥菜 200 克、年糕 200 克。

【做法】

（1）年糕切片，沸水下锅烫煮，捞出过凉水，备用。

（2）芥菜洗净，沸水下锅，焯后捞出，切碎。

（3）起油锅，放入年糕片翻炒，加芥菜炒熟后，加盐调味，继续翻炒均匀即可。

【功效】温中益气。

【适宜人群】尤其适合脾胃虚寒者食用。

● 韭黄炒虾仁

【原料】韭黄 300 克、虾仁 100 克。

【做法】

（1）韭黄洗净，切段，备用。

（2）虾仁用盐、生粉、料酒腌制 10 分钟。

（3）起油锅，爆香姜片，放入虾仁煸炒，当虾仁稍变色，放韭黄，翻炒至韭黄断生，加盐炒匀即可。

【功效】温补肾阳，散寒温里。

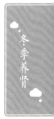

【适宜人群】尤其适合腰膝酸软、畏寒怕冷、精神不振者食用。

大寒适用药茶

● 杜仲牛膝茶

【组成】杜仲叶 15 克、怀牛膝 10 克、生甘草 5 克。

【制法】将杜仲叶与怀牛膝一同放入壶中，加适量水，大火煮沸后，闷泡 15 分钟，代茶饮用即可。

【功效】补肝肾，强筋骨。

【适宜人群】尤其适合尿频尿急、腰膝酸痛、肢酸软者饮用。

● 锁阳人参茶

【组成】锁阳 15 克、人参 15 克。

【制法】将锁阳与人参一同放入壶中，加适量水，大火煮沸后，闷泡 15 分钟，代茶饮用即可。

【功效】补肾养精，补气健脾。

【适宜人群】尤其适合阳痿、泄精、不孕不育者饮用。

大寒适用药粥

● 巴戟羊肉粥

【组成】巴戟天 15 克、肉苁蓉 15 克、羊肉 60 克、粳米 100 克，精盐适量。

【做法】

（1）羊肉洗净后切小块，沸水下锅，焯后捞出。

（2）巴戟天、肉苁蓉冲洗后，加水煮半小时，取汁去渣。

（3）锅中放入羊肉、粳米，加入药汁和清水，大火煮沸后，再加入盐、生姜、葱白煮为稀粥即可。

【功效】补肾助阳，健脾养胃。

【适宜人群】尤其适合腰膝冷痛、小便频数、夜尿频多、便秘者食用。

● 覆盆子粥

【组成】覆盆子30克、粳米100克。

【做法】覆盆子洗净，与淘洗干净的粳米一同熬煮成粥即可。

【功效】补肝益肾。

【适宜人群】尤其适合肝肾亏虚引起的目干涩、阳痿早泄、尿频者食用。

大寒运动：不能过早脱去棉衣

大寒运动原则

大寒时节，运动养生的原则：宜选择补益肺、脾、肾，预防内火的功法。

大寒适用功法

● 传统功法

操作：单腿跪坐位，即一腿前伸，另一腿跪在床上，前脚掌着地，臀部坐在后脚后跟上。上体后仰，以两臂分别在身后左右侧撑地，指尖朝向斜后方，身体重心后移，再前移。两腿互相交换进行。如此反复五至七次。然后，叩齿、咽津收功。

本功法源自明代高濂《遵生八笺》所载的陈希夷大寒坐功。

冬季养肾

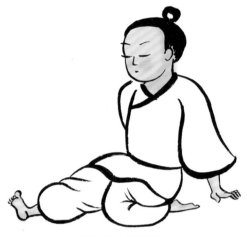

陈希夷大寒坐功

大寒运动注意

大寒时，已接近冬季的尾声。气温开始出现上升的迹象，但是也得注意气温骤降的风险，不能过早地脱去棉衣，防止冻伤关节。

现代体育：尽量多选择室内活动，如瑜伽、游泳和健身等。

大寒经络调摄：足底肺、脾、肾反射区

经络调摄原则

大寒时节，经络调摄原则：补益肺、脾、肾。

按摩并艾灸足部反射区肺、脾、肾。

经络调摄方法

● 按摩并艾灸足底肺反射区

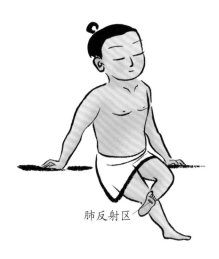

肺反射区

【取穴】在足底，位于斜方肌反射区后方，自甲状腺反射区向外到肩反射区处约一横指宽的带状区域。

【方法】先由足外侧向足内侧方向压刮按摩三至五次，再用艾条，施以温和灸法，以潮红为度。两穴各灸 5 分钟。

【功效】按摩并艾灸此区有补肺益气、清热解毒的功效。

冬·季·养·肾

【小贴士】足部反射区有什么作用？

如何掌握足部反射区的刺激量？

足部反射区是指人体各器官和部位在足部有着相对应的区域，可以反映相应脏腑器官的生理病理信息。运用按摩、艾灸等方法，刺激这些反射区，可以调节人体各部分的机能，取得防病治病的效果，医学上称之为"足部反射区疗法"。

一般而言，虚证、年龄偏大、体质弱者，适用于轻刺激；实证、年龄较轻、体质强者，适用于强刺激。强刺激用力重、时间短，1～3分钟即可，每天1～3次；弱刺激用力轻、时间长，可持续刺激30～40分钟，每天1～3次。实施刺激时应力求做到手法熟练柔和，用力持久均匀。

● 按摩并艾灸足底脾反射区

【取穴】在足底，位于左足底第五跖骨之间，距心脏反射区正下方一横指。

【方法】先按压脾反射区三至五次，再用艾条施以温和灸法，以潮红为度。灸此部位10分钟。

【功效】按摩并艾灸此区有健脾化湿、统摄血液、增强机体抵抗力的功效。

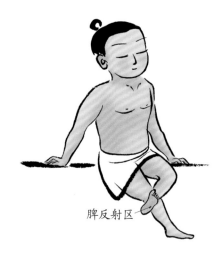

脾反射区

● 按摩并艾灸足底肾反射区

【取穴】在足底，位于双足底第三跖骨近端的二分之一，即足底的前中央凹陷处。

【方法】先按压肾反射区三至五次，再用艾条施以温和灸法，以潮红为度。两穴各灸5分钟。

【功效】按摩并艾灸此区有补肾填精、补肾壮阳等功效。

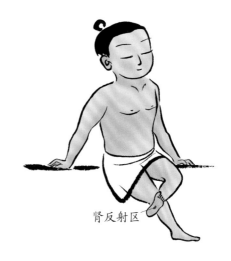

肾反射区

大寒养生小结

宜放松身心，控制情绪，宜团队合作。

宜观赏冰灯，谨防冻伤，防心、脑血管病。

宜食温热食物，如芥菜炒年糕、韭黄炒虾仁、巴戟羊肉粥，以温补脾肾；饮杜仲牛膝茶、锁阳人参茶，食覆盆子粥，以补肾填精。

宜练习陈希夷大寒坐功。

宜按摩并艾灸足部肺、脾、肾反射区，以补益肺、脾、肾。

不宜受寒，不宜过食燥热之物，不宜过劳。

冬季养肾